치매에
걸리고서야

　　　사랑한다고
　　　말했다

치매에
걸리고서야

사랑한다고
말했다

박지은 지음

Booksgo

　〈대한민국 치매 현황 2018〉의 보고서에 따르면 65세 이상 노인 인구의 10%가 치매를 가지고 있고, 2050년경에는 치매 유병률이 16%가 넘을 것으로 예상됩니다. 이 책을 읽는 많은 분이 노인이 될 즈음에는 6명 중 한 명이 치매라는 것이지요. 노인 치매뿐만 아니라 65세가 되기 전에 치매에 걸리는 초로기 치매도 10년간 4배나 증가할 정도로 급격하게 늘고 있습니다. 치매 가족력이 없으니 자신은 치매에 걸리지 않을 거라고 생각하는 분도 주위에서 종종 보았습니다. 그러나 20여만 명을 대상으로 조사한 결과, 유전적 위험도가 높은 집단에서 1.23%, 유전적 위험도가 낮은 집단에서는 0.63%의 치매 발생률을 보고하였습니다.

치매 유전자가 없다고 해서 안심할 수는 없다는 것입니다.

치매안심센터나 보건소에서 제공하는 치매예방교실은 인지 훈련 프로그램을 제공하거나 치매 예방법을 알려 줍니다. 그러 나 인지훈련 프로그램 외에도 치매의 증상과 대처법, 치매 검사 관련 정보 등의 교육 역시 필요합니다. 이러한 교육은 어르신뿐 만 아니라 젊은 사람을 대상으로도 이루어져야 합니다. 젊었을 때부터 치매를 잘 알아야 하는 이유는 첫 번째로 치매 환자를 돌보는 것은 젊은 사람의 역할이기 때문입니다. 두 번째로 치매 유병률은 60대 이상부터 높아지지만 뇌의 변화는 40대부터 나 타나므로 젊을 때부터 치매를 예방하기 위해 치매가 무엇인지 알아야 합니다. 마지막으로 고령 인구가 늘어나는 시대에 우리 는 수많은 치매 환자와 함께 살아야 합니다. 치매 환자와 더불 어 사는 삶이 가족에 국한되는 것이 아니라 사회에서도 필요하 다는 것이지요. 이를 위해서라도 치매를 알고 이해하려는 노력 이 필요합니다.

〈국내 치매 인식도 조사〉에서 우리나라 노인들이 가장 두 려워하는 질병으로 치매를 꼽았습니다. 질병을 걱정하고 두려 워하는 비율은 암이나 뇌졸중보다 치매가 더 높았는데, 아마도 기억을 잃는 것, 망상이나 배변 등의 치매 증상 그리고 가족이 짊어지는 간병과 의료비 때문인 것 같습니다.

이렇게 치매 환자가 많고 치매에 대한 두려움이 큰데도, 막상 제가 치매를 앓는 엄마의 간병을 시작할 때 실질적으로 필요한 정보를 찾아보기가 힘들었습니다. 치매 환자나 그 가족이 필요한 정보는 치매 환자의 현황 또는 치매의 원인 등이 아닙니다. 이것보다 시급한 것은 치매 환자의 여러 가지 증상에 가족이 어떻게 대처해야 할지 그리고 필요한 지원을 어떻게 찾아보고 신청하는지와 같은 정보입니다. 되돌아보면 저도 엄마의 증상에 잘 대처하지 못해 엄마를 울리기도 했고, 엄마에게 짜증을 낸 후 불편한 마음으로 밤을 보내기도 했습니다. 이후 관련 정보와 자료들을 찾아보며 '이것을 미리 알았더라면 좋았을 것 같다.'는 생각을 했습니다. 앞으로 치매 환자와 함께 걸어가야 할 사람들이 덜 헤매고 덜 후회하기를 바라며 이 책에 많은 이야기와 정보를 담았습니다.

1장부터 3장까지는 시간에 따른 엄마 상태의 변화와 우리 가족의 이야기입니다. 치매 과정의 각 단계나 증상에 대해 치매 환자의 가족이 알아 두면 좋을 정보들을 함께 실었습니다. 치매 돌봄 가이드는 제가 여러 가지 책과 자료를 찾아본 내용 그리고 저의 경험을 담은 정보입니다. 4장은 치매에 걸린 엄마를 돌보면서 느꼈던 감정과 생각들 그리고 5장은 저 역시 직면하게 되는 노화와 그에 따른 걱정들을 적었습니다. 평균 수명이 길어지고 고령화가 되면서 치매 가족을 두신 분뿐만 아니라 많은 분이 노년의 삶을 걱정하실 거라고 생각합니다. 피할 수 없는 것은 받아들이되, 불확실한 것은 미리 예방하고 준비하는 것이 흘러가 버린 시간을 덜 후회하는 방법이 아닐까 싶습니다.

예전에는 치매에 대한 편견 때문에 '치매'라는 말 자체에 부정적인 느낌을 가진 것 같습니다. 어르신들에게 치매 선별 검사를 권하면, '치매 검사'라는 용어부터 거부감을 느끼는 경우가 많았고요. 사실 '치매'라는 용어는 '어리석을 치(癡)'와 '어리석을 매(呆)', 즉 어리석다는 뜻이므로 용어 자체가 부정적인 의미를 포함하고 있습니다. 일본에서는 '치매' 대신 '인지증'이라는 용어를 쓴다는데, 저 역시 치매라는 말 대신 다른 병명을 쓰면 좋겠다고 생각합니다. 다만 현재 우리나라에서는 치매 대신 쓸 수 있는 다른 용어가 없고 치매라는 병명이 보편화되어 있으므로 이 책에서는 치매라는 용어를 그대로 사용하였습니다.

치매 노인들이 서빙하는 치매 카페, 치매 환자가 모여 사는 치매 안심마을 등의 사례를 볼 때마다 부러웠습니다. 엄마가 인지가 떨어지며 사회생활은커녕 친구들과도 잘 어울리지 못하고 점점 고립되어 가는 것을 보았기 때문입니다. 다가올 미래에는 치매에 대한 이해도가 높아지고 편견이 줄어들어, 치매 환자가 사회에서 격리되지 않고 다른 사람들과 어울려 살 수 있기를 바랍니다. 그때에는 우리도 치매라는 말 대신 보다 긍정적인 용어를 사용할 수 있지 않을까요?

저는 평생 질병의 위험 요인과 사람들의 건강을 연구해 온 연구자입니다. 그런데 엄마의 건강 하나 지키지 못하고, 엄마의 상태가 안 좋아지는데도 할 수 있는 것이 없다는 데에서 무력감을 느꼈습니다. 화를 내거나 같은 말을 반복하는 엄마를 사람들이 피하는 것을 보며 외로움을 느끼기도 했고요.

치매에 걸린 엄마가 점점 인지능력이 떨어지고 혼자 할 수 있는 일이 줄어들면서 때로는 엄마가 어린아이 같다고 생각했습니다. 치매 어르신을 어린아이처럼 다루는 게 아니라 존중하는 마음으로 대해야 하지만, 돌봄이 필요하다는 측면에서는 엄마를 돌보는 게 내 아이 키울 때와 비슷했습니다. 여느 엄마들처럼 나보다 내 아이를 먼저 챙기며 키웠고, 저희 엄마 역시 저를 그렇게 키우셨겠죠. 그런데 막상 제가 엄마를 돌보니 내 아이를 키울 때만큼의 노력과 정성이 나오지 않아 죄책감이 든 적이 많습니다. 저처럼 치매 환자를 돌보며 무력감과 외로움, 때로는 죄책감을 느끼는 분이 이 글을 통해 공감과 위로를 얻는다면 더 없는 기쁨이겠습니다.

엄마가 요양원에 들어가신 후 엄마의 집을 정리하다가 일기장을 발견했습니다. 아빠가 돌아가신 후 홀로 남은 엄마가 매일의 일상과 심정을 적은 일기장이었습니다. 엄마의 치매 증상이 심해지면서 일기장은 점점 간략해지고 줄어들어 어느 순간 끊겼지만, 남아 있는 글은 온통 자녀들에 대한 고마움으로 가득 차 있었습니다. 이 책의 에피소드 부분으로 엄마의 일기장을 실었는데요. 아마 많은 분이 공감할 것입니다. 엄마들의 마음은 비슷하니까요.

이제는 자녀도 헷갈리는 엄마지만 일기장의 글을 보면 예전의 엄마 모습이 생생하게 떠오릅니다. 일기장을 발견하고는 마치 엄마에게서 큰 선물을 받은 것 같았습니다. 제가 적은 이 책이 엄마에게도 그리고 현재 치매를 마주한 혹은 앞으로 치매에 당면할 많은 치매 환자 및 그 가족에게도 선물 같은 글이 되기를 바랍니다. 마지막으로 항상 힘이 되어 주는 엄마 그리고 제 가족에게 감사와 사랑을 전합니다.

박지은

목
차

프롤로그 • 치매 엄마와 함께 살아가려면 …04

1_ 엄마가 치매라니

첫번째 이야기 • 엄마는 결벽증이었다 …17
치매 돌봄 가이드 >>> 치매를 초기에 발견하는 방법

두번째 이야기 • 시간과 공간의 이동 …27
치매 돌봄 가이드 >>> 치매의 흔한 증상과 대처 방법

세번째 이야기 • 제발 가만히 좀 있어 …37
치매 돌봄 가이드 >>> 치매 환자를 대하는 태도

네번째 이야기 • 엄마 덕에 둘째가 생겼다 …49
치매 돌봄 가이드 >>> 치매 환자를 위한 환경 조성

다섯 번째 이야기 • 엄마를 울렸다 …63
치매 돌봄 가이드 >>> 치매 환자의 고집스러운 행동 대처

여섯 번째 이야기 • 사람을 찾습니다 …73
치매 돌봄 가이드 >>> 치매 환자의 실종 예방

2_ 요양원에 가야 해?

첫번째 이야기 • 장애도 증명해야 한다 ···87
치매 돌봄 가이드 >>> 장기요양등급 및 신청 방법

두번째 이야기 • 엄마, 유치원 가자 ···99
치매 돌봄 가이드 >>> 주간보호센터 찾는 방법과 선택 기준

세번째 이야기 • 요양보호사가 훔쳐 갔나 봐 ···109
치매 돌봄 가이드 >>> 요양보호사 이용 정보와 대처

네번째 이야기 • 찹쌀도넛과 군고구마 ···119
치매 돌봄 가이드 >>> 요양시설 입소 시기와 시설 알아보기

다섯번째 이야기 • 엄마를 입양시키다 ···131
치매 돌봄 가이드 >>> 요양시설 선택 기준

3_ 나와 엄마에게 남은 시간

첫번째 이야기 • 돌아갈 집이 없어졌다 ⋯143
치매 돌봄 가이드 >>> 요양시설 입소 전 챙길 것

두번째 이야기 • 삶의 흔적이 사라져 간다 ⋯155
치매 돌봄 가이드 >>> 치매 환자의 인간관계 유지 및 정리

세번째 이야기 • 결국은 똥을 쌌다 ⋯163
치매 돌봄 가이드 >>> 치매 환자의 배변 문제

네번째 이야기 • 요양원과 요양병원의 사이 ⋯175
치매 돌봄 가이드 >>> 요양원과 요양병원의 차이

다섯번째 이야기 • 미운 네 살에서 예쁜 세 살이 되었다 ⋯185
치매 돌봄 가이드 >>> 치매 환자에게 도움이 되는 비약물요법

4_ 엄마에게 좋은 엄마가 되고 싶다

첫번째 이야기 • 치매에 걸려도 엄마다 ⋯199

두번째 이야기 • 여자가 신랑 밥도 안 챙겨 주고 ⋯205

세번째 이야기 • 예쁜 치매라는 말이 싫다 ⋯211

네번째 이야기 • 치매에 걸리고서야 사랑한다고 말했다 ⋯219

5_ 나의 미래가 걱정된다면

첫번째 이야기 • 사진 찍으면 100원! …227

두번째 이야기 • 기억이 안 나면 약을 먹으라고? …233

세번째 이야기 • 집 비밀번호를 잊어 버렸다 …241

네번째 이야기 • 엄마의 뒷모습에서 나를 발견할까 봐 무섭다 …247

치매 돌봄 가이드 >>> 젊을 때부터 관리해야 하는 치매 예방법

에피소드 • 엄마의 일기장 …258

참고문헌 …286

1

엄마가 치매라니

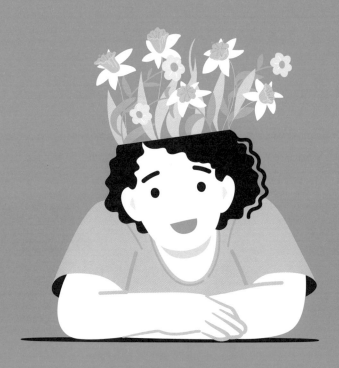

첫 번째 이야기

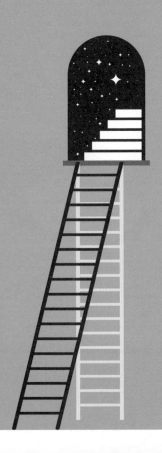

엄마는 결벽증이었다

초등학생 시절 책을 읽다가 '결벽증'이라는 단어의 의미를 처음 알았을 때 나는 엄마가 이 병에 걸린 거라고 확신했다. 냉장고 안이든, 장롱 안이든 엄마의 살림살이는 항상 가지런했고 물건 정리가 안 된 상태로 널브러져 있는 꼴을 보지 못했다. 아침에 일어나서 이부자리를 갠 후, 점심 식사 후 그리고 저녁에 이부자리를 펴기 전, 이렇게 하루에 세 번씩 방을 닦았고 집 안은 항상 깨끗했다. 어릴 때의 나는 세상의 모든 집이 우리집처럼 항상 깔끔하고 정리가 되어 있는 줄 알았다. 엄마라는 존재는 원래 그렇게 다들 쓸고 닦는 사람들이라, 어떤 집 안이든 먼지 한 톨 없이 깨끗할 거로 생각했다.

어느 날 같은 반 친구 집에 놀러 갔다. 친구의 책상 위에 며칠 전 입은 옷가지가 그대로 쌓여 있고 방바닥에 과자 조각들이 굴러다니고 있었다. 친구의 방만 지저분한 게 아니었다. 그 친구의 엄마는 전업주부였음에도 부엌과 욕실조차 정리가 되어 있지 않았다. 그때야 나는 우리 엄마가 다른 사람에 비해 깔끔한 사람이라는 것을 알았다.

내가 결혼해서 아이를 기르던 시절, 부모님이 내 집에 방문하신 적이 있다. 내가 회사에서 일하고 있는 시간에 부모님이 집에 도착하셨길래 집 현관문의 비밀번호를 알려 드리고 먼저 집에 들어가 계시라고 말씀드렸다. 그날 두 분이 우리집에 오실 거라는 것을 알고 있었고, 당연히 나름대로 청소를 해 놓은 놓은 상태였다. 그런데 오후에 내가 퇴근해서 집에 와보니 아침에 나갈 때와 완전히 다른 집이 되어 있었다. 아빠 말에 의하면, 엄마는 우리집에 들어선 순간부터 내가 집에 올 때까지 한순간도 쉬지 않고 집을 청소하고 있었단다.

그 사건 이후 행여나 엄마가 우리집에 올 일이 있으면 나는 대대장님의 방문을 준비하는 부대원의 마음으로 구석구석 청소해 놓는다. '이번에는 엄마가 그냥 넘어가겠지.'라고 기대하며 말이다. 그러나 엄마는 매번 그냥 가는 법이 없다. 내가 1년에 한 번 닦을까 말까 하는 유리창까지 닦았음에도 엄마는 내가 보지 못한 창틀의 머리카락까지 매의 눈으로 찾아내서 청소한다.

요즘에 엄마 집에 가면 소파에 깔아 놓은 방석에서 얼룩이 보인다. 엄마가 입고 있는 옷은 눈에 띌 정도로 소매 부분이 지저분한데도 개의치 않는다. 심지어 내가 머무르는 며칠 동안 엄마는 계속 같은 옷을 입고 있다. 옷장을 열어 보면 세탁하지 않은 채 구석에 처박아 두어 곰팡이가 생겨 버린 옷들도 있다. 엄마가 새로 갈아입을 옷을 꺼내려고 옷장을 뒤적거리면 쿰쿰한 냄새가 나거나 얼룩이 묻은 채 방치된 옷이 쌓여 있다.

우리 엄마의 음식은 정갈하고 맛깔났다. 우리집에 놀러와서 엄마 김치를 먹은 지인들은 한 포기만 얻어갈 수 없겠냐고 물었고, 아빠의 친구들도 엄마가 만든 음식을 드실 때는 맛있다고 감탄했다. 나는 중학교 때 도시락을 들고 학교에 다녔는데, 친구들이랑 모여 같이 먹던 점심 도시락에서 엄마의 반찬은 항상 인기였다. 식사 때마다 거창한 준비도 반찬거리도 없이 엄마는 냉장고에 있는 재료만으로 뚝딱뚝딱 뭔가를 금방 맛있게 만들어 냈다.

이제는 김치통과 오래된 반찬이 들어 있는 통 몇 개를 제외하고는 냉장고 안이 텅 비어 있다. 엄마 혼자 있다 보니 반찬을 거의 만들지 않고 대충 식사를 해결하는 것 같다. 우리가 오랜만에 엄마 집에 가도 엄마는 이제 정성 들여 열심히 반찬을 만들지 않는다. 식사 때가 되면 가끔 나물 한두 가지만 만들 뿐 끼니때마다 항상 곁들이던 국도 이제는 거의 끓이지 않는다.

오래된 김치와 나물, 밥. 그나마 국조차 없는 초라한 밥상. 우리가 갔을 때조차 밥상이 이런데 엄마 혼자 있을 때는 어떨지 대충 짐작이 간다. 보다 못한 언니가 엄마의 집 근처에 있는 괜찮은 식당에서 반찬값을 주고 반찬을 매일 배달시켰다. 그런데 엄마는 사 먹는 반찬에서 조미료 맛이 많이 난다며 드시지 않는다. 결국 사다 놓은 반찬은 냉장고에 그대로 있다가 버려지기 일쑤다. 기억력이 떨어졌다고 느껴서 자신감도 떨어진 건지, 아니면 모든 게 귀찮은 건지 요즘의 엄마는 예전에 비해 소극적이고 무기력하다.

스스로 이것저것 해 보는 게 치매 예방에 도움이 된다고 들었기에 일부러 엄마에게 일거리를 만들어 준다. "엄마가 만든 게장 먹고 싶어. 콩나물무침도 내가 만들면 엄마가 만든 그 맛이 안 나. 엄마가 해준 것처럼 국물 자작하게 해야 맛있는데. 마트에서 콩나물이랑 게장 재료 사 올 테니까 엄마가 좀 만들어 주면 안 돼?"라며 반찬 투정한다. 귀찮아하는 엄마에게 애교를 부려가며 받은 밥상은 예전보다 많이 짜다. 반찬이 부실한 밥상 앞에 앉아 짠 김치와 함께 밥을 먹고 있노라면 예전의 엄마 밥상이 그리워진다. '엄마는 이런 밥상을 매일 혼자 드시나.' 싶어 마음이 무겁다. 엄마와 통화할 때마다 기억력 확인 겸 "식사는 하셨어요? 반찬은 뭘 드셨어?" 하고 물어보면, 엄마는 매번 "이것저것 실컷 먹었다."라거나 "개구리 반찬~"이라며 장난스레 넘긴다.

내 아이가 밥을 잘 안 먹으면 안달이 나서 수저로 직접 떠먹이기도 하고, 요리법이나 재료를 바꿔보기도 했다. 주위 사람들의 대화나 육아서에는 '밥 안 먹는 아이, 어떻게 밥 잘 먹이나?'라는 정보가 넘쳐났다. 물론 그 방법들이 모두 유효한 것은 아니지만 우리 엄마가 내게 그랬듯 모든 부모는 아이가 밥을 잘 먹어야 안심이 된다. 하지만 부모님의 식사를 챙겨 드리는 것은 내 아이 밥 먹이는 것만큼이나 노력하지 않게 되는 것 같다.

엄마 집에 다녀오고 나면 부실한 반찬과 텅 빈 냉장고가 떠올라 내내 신경 쓰인다. 아침에 눈뜰 때부터 잠들기 전까지 종일 이어지는 모든 주부의 고민 '오늘은 또 뭘 먹나?', 그리고 이제 또 하나의 고민이 얹어진다. '우리 엄마는 오늘 뭘 드시고 있나?'

치매를 초기에 발견하는 방법

　예전에 비해 지저분해진 집 안과 옷차림, 무기력함. 저희 엄마가 이런 증상을 보이기 시작한 후 얼마 지나지 않아 경도인지장애를 진단받았습니다. 보건복지부에서 발간한 《나에게 힘이 되는 치매 가이드북》을 보면, 경도인지장애는 예전보다 기억력 등의 인지 기능이 떨어지고 신경인지검사 상 저하가 명백하나 일상생활에 지장이 없으면서 현재 치매는 아닌 상태를 말합니다. 경도인지장애를 앓는 모두가 치매로 이어지는 것은 아니고 관리를 잘하면 진행을 늦출 수도 있습니다.

　대한신경과학회에서 이야기하는 치매 증상은 다음과 같습니다.

기억장애	이야기를 듣고도 잊어 버려 같은 질문을 반복한다거나 이름 등을 기억하기 힘듭니다.
언어장애	물건 이름이 잘 생각나지 않고, 말귀를 잘 못 알아듣습니다.
시·공간능력 저하 (방향감각 상실)	길을 잃거나 자주 가던 곳도 헤매는 경우가 있습니다.
계산능력 저하	돈 관리가 안 되고 계산능력이 떨어집니다.

이상행동	누군가가 자신의 물건을 훔쳐 갔다는 망상을 보이거나 공격적인 행동, 배회 등의 증상을 보입니다.

다만 이러한 증상을 보인다고 해서 무조건 치매라고 단정 지을 수는 없습니다. 파킨슨병의 경우 병이 진행되면서 언어장애나 인지장애 등이 생기므로 치매와 혼동하기도 합니다. 또한 노인성 우울증 역시 치매와 비슷한 증상을 보입니다. 저희 엄마는 아빠가 돌아가신 후부터 종종 기억력 문제를 보이기 시작했기 때문에 초반에는 우울증과 헷갈리기도 했습니다.

기억장애는 건망증과도 많이 혼동하는데요. 생각이 떠오르지 않으면 건망증, 기억조차 못하면 치매라고 합니다. 예를 들어 어제 먹은 음식을 기억 못하면 건망증, 밥을 먹었다는 사실 자체를 잊는다면 치매라고 봅니다. 그러나 초반에는 치매의 이상행동이나 기억장애 정도가 심하지 않아서 가족들이 알아채기 어려운 일도 있습니다. 저희 엄마도 저희에게 반복해서 질문하실 때 "어제 이야기했잖아요."라고 대답하면 "그랬냐? 그때 딴 거 하느라 제대로 못 들었다."는 식으로 얼버무리시니 기억장애인지 저희도 판단하기 어려웠습니다.

부모님이 걱정된다면 자녀는 무엇을 준비해야 할까요?

첫 번째로 평소에 부모님의 상태나 행동을 세심하게 살펴 치매의 초기 증상을 놓치지 않도록 합니다. 치매의 여러 가지 증상 중 초기에 흔히 나타나는 것이 '집 안이 더러워지고 옷차림이 지저분해진다.', '식사를 잘 챙겨 먹지 못한다.'라는 것입니다. 치매에 걸리면 전두엽 기능장애로 무관심해지고 무기력해지기 때문입니다.

두 번째로 치매가 의심된다면 전문의에게 진료받아야 합니다. 시군구별로 치매안심센터가 있으니 해당 지역의 치매안심센터를 방문하여 선별 검사를 받아 보는 것도 좋은 방법입니다. 선별 검사는 만 60세 이상 모든 노인에게 무료로 진행됩니다.

세 번째로 치매를 진단받더라도 부모님의 상태에 절망하기보다는 있는 그대로를 받아들이고, 앞으로 할 수 있는 일에 집중합니다. 치매를 진단받았다고 해서 아무것도 못하게 하거나 무조건 모든 것을 대신해 주려고 하지 마세요. 지금까지 해오던 일의 정확도가 떨어지거나 할 수 있는 일이 조금 줄어들었다고 생각하고 최대한 능력을 유지할 수 있도록 도와야 합니다.

두
번
째

이
야
기

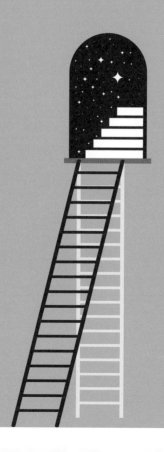

시간과 공간의 이동

"엄마보다 할머니가 더 건강한 것 같아."

언니의 딸인 조카가 한 말이다. 엄마는 어찌나 운동을 열심히 하는지 낮에는 친구들과 게이트볼을 치고, 저녁 식사 후에는 집 근처 운동장을 서너 바퀴 돌면서 운동하는 게 일상이다. 손놀림이나 걸음걸이가 빠른 편이고 보기에도 체력이 쌩쌩해 보인다. 그에 비해 운동을 싫어하는 언니는 5층을 걸어 올라가는 것도 힘들다며 엘리베이터를 선호하니, 조카가 이렇게 말하는 게 어찌 보면 당연하다.

찬 바람이 몰아치는 한겨울에도 엄마는 환기를 시킨다며 매일 아침 창문을 열어 놓고 청소한다. 그것도 반소매만 입은 채로 말이다. "엄마, 추워. 나 얼어 죽겠어."라고 투정하면 엄마는 "뭐가 춥냐, 자꾸 움직이면 더워."라고 핀잔을 준다. 추위에 약한 언니는 이불을 둘둘 감고 앉아서 "우리 엄마는 정말 대단해. 추위도 안 타."라며 연신 감탄한다. 며칠 전 늦봄인데도 한낮에는 여름처럼 더워서 옷장에 넣어 놓은 반소매를 꺼내 입어야 하나 생각하던 참이었다. 거실에서 TV를 보고 있는데 엄마가 운동하러 나간다며 옷을 차려입고 나왔다. 그런데 엄마의 운동복 바지가 한겨울에 입는 기모바지였다.

"엄마, 햇빛이 쨍쨍하니 날 더운데 왜 한겨울 바지를 입고 있어? 안 더워?"

"덥기는 뭐가 덥냐. 나는 하나도 안 덥다."

엄마는 당황하지 않은 척 무심하게 넘겼다. 엄마가 나이가 들어 추위를 타게 되었다면 차라리 다행인데, 그것과는 상관없는 이유인 것 같아 마음이 어두워졌다. 몇 달 전 겨울이 좀 사그라들 즈음에 엄마가 언니에게 "아빠 제사 아니냐? 아빠 제사 준비해야 할 것 같은데." 하며 걱정스럽게 물으셨단다. 아빠는 한여름에 돌아가셨다. 아빠 장례식 내내 미친 듯이 매미가 울어대고, 입관할 때는 쏟아지는 햇볕이 너무 뜨거워서 엄마에게 양산을 씌워 드렸던 기억이 난다. 그런데 엄마는 전혀 다른 계절에 생뚱맞게 아빠 제사를 이야기했다.

엄마가 헷갈리는 것은 시간뿐만이 아니었다. 작년에 엄마를 모시고 해외여행을 간 적이 있다. 여행 마지막 날 한국으로 돌아가는 항공권을 발권하고 출발 게이트 근처의 공항 라운지에서 쉬고 있었다. 엄마가 잠깐 화장실에 다녀오겠다고 했고, 라운지 내에 화장실이 있으니 엄마가 화장실을 찾아 헤맬 일은 없을 거로 생각했다.

라운지 화장실을 손가락으로 가리키며 다녀오시라 하고 휴대폰을 보고 있었다. 그런데 5분이 지나고, 10분이 지나도 엄마가 오지 않았다. 혹시나 해 라운지 내의 여자 화장실에 가봤다. 칸칸이 다 열어 보았으나 아무도 없었다. 순간 불안해졌다. 한국을 나온 순간부터 엄마는 휴대폰을 꺼놨으니 연락할 방법도 없었다.

공항 내의 모든 화장실을 뒤지기 시작했다. 보이는 여자 화장실마다 들어가서 "김금임 씨! 엄마!" 하며 엄마 이름을 불러댔다. 화장실을 다 뒤졌는데도 엄마는 없었다. '뭘 구경하고 계시나.' 싶어 면세점을 둘러봐도 엄마는 보이지 않는다. '어쩌지? 방송을 해야 하나.' 고민하고 있는데, 엄마가 한 발 빨랐다. 공항 내의 방송에서 내 이름이 흘러나왔다. 내 이름을 부르면서 항공사의 게이트로 오라길래 막 뛰어서 갔다. 나를 본 항공사 직원은 "엄마가 보안검색대 밖으로 나가서 다시 검색대를 통과해야 하는데 여권이 없으니, 보안검색대 가서 엄마를 만나라."고 했다. 이게 무슨 소리인가 싶지만, 일단 보안검색대로 뛰어갔다. 엄마가 항공사 직원의 도움을 받아 보안검색대에서 기다리고 있었다. 내가 가지고 있던 엄마의 여권을 공항 직원에게 건네주고 확인받은 후에야 겨우 통과해서 엄마를 다시 만났다. 엄마가 놀라고 당황했을 거라고 생각했는데 엄마는 놀란 것보다 이 상황이 조금 민망했나 보다.

"공항 구경하려고 여기저기 다니다 보니까 어디 구석까지 간 거 같아. 너희 있는 데로 가려고 했는데 아무리 찾아도 안 보이더라고. 어쩌나 싶었는데 한국 승무원들이 지나가길래 도와달라고 했지."

"아니, 보안검색대 통과해서 게이트 쪽으로 들어오면 다시 나가기도 힘들텐데 우리 엄마는 그런 길을 어떻게 찾았대? 능력자네."

한바탕 소동에 엄마가 미안해하거나 창피해할까 봐 이렇게 추켜세웠다. 한 시간 내내 뛰어다녔더니 숨이 차 죽을 거 같다. 그래도 무사히 엄마를 보니 마음이 놓여 맥이 풀렸다.

나이가 든다는 건 서글픈 일이다. 예전에는 나의 청춘이 끝나는 게 슬펐다. 젊음이 가득한 장소에서 밀려나고, 유행에서 멀어지는 것이 서운했다. 그다음에는 나의 몸이 예전 같지 않은 것이 속상했다. 밤새워 놀아도 끄떡없었는데, 이제 하룻밤 새우면 다음 날 종일 힘들어하면서 세월을 탓했다. 그러나 요즘은 나의 청춘과 젊음이 끝나는 것보다 내 주위의 사람들이 사그라져 가는 것을 보는 게 힘들다. 내가 어릴 때 당당하고 듬직했던 주위 어른들이 작아지고 병들어간다. 나이 들어 아프고 죽어 가는 것이 당연하게 받아들여진다는 것이 그리고 어찌할 수 없이 손 놓고 바라봐야 한다는 사실이 무력하고 서글프다.

치매의 흔한 증상과 대처 방법

치매의 증상이나 특성을 잘 알지 못하면 치매 환자와 다른 가족 간, 혹은 가족 구성원 간에 갈등이 생기기도 합니다. 무엇보다 치매 환자와 잘 지내기 위해서는 치매 증상에 적절히 대처하는 법을 알아야 합니다.

① 기온이나 계절에 맞지 않은 옷차림을 입는다

사실 저는 아무리 치매 환자라도 덥거나 추운 것은 느낄 수 있을 텐데 왜 엄마는 더운 날에 두꺼운 옷을 입는지, 추운 날에 얇은 옷을 입는지 이해하기 어려웠습니다. 치매는 자율 신경에도 영향을 미치므로 치매 환자는 체온 조절이 잘되지 않아 더운데도 덥지 않고, 추운데도 춥지 않게 느낀다고 합니다. 또한 계절에 대한 인식이 둔해진 것 역시 원인이 되겠지요.

이런 이유로 치매 환자는 열중이나 화상 등의 문제가 발생하기도 합니다. 한여름에 에어컨이 고장 난 적이 있는데, 최고 기온이 30도가 넘어가는데도 엄마는 집 안의 모든 문과 창문을 꼭꼭 닫고 생활하고 있었습니다. 이렇듯 치매 환자의 경우 한여름에 외부보다 실내에서 열중이 많이 발생한다고 합니다. 또한 겨울에 핫팩이나 전기요 등으로 화상을 입기도 하고요. 치매 환자가 온도에 따른 부적절한 대응으로 다치지 않도록 살펴야 하는 이유입니다.

② 새로운 것을 거부한다

치매 환자는 낯선 것을 거부하는 경향이 있으므로 새로운 물건이나 환경이 악영향을 미치기도 합니다. 저희 엄마의 휴대폰이 고장 나서 새 휴대폰으로 바꿔 드렸는데 예전에 쓰던 휴대폰을 가져오라며 계속 화를 냈습니다. 되도록 새로운 변화를 줄이되 필요한 경우에는 천천히 변화에 익숙해지도록 돕는 것이 좋습니다.

③ 생활방식이 바뀐다

치매 환자는 갑자기 이전과 다른 생활방식을 보이기도 합니다. 부모님이 예전과 다른 모습을 보인다면 의심이나 걱정을 하기 전에 직접 이유를 물어보는 것도 좋습니다. 특별한 이유가 있거나 부모님의 생각에 따라 생활방식을 바꾼 거라면 다행이지만, 자신의 변화를 인지하지 못하거나 이유를 대지 못하는 경우 치매나 우울증의 증상일 수 있습니다.

④ 사고의 위험이 커진다

치매로 인한 기억력 저하와 함께 후각의 둔화로 화재 발생 위험이 커집니다. 난방기구는 전기식으로 바꾸고 화재경보기를 설치하는 것이 좋습니다. 한 번은 엄마 옷에 그을린 자국을 발견해서 무슨 일인지 여쭤보았는데, 엄마는 어리둥절한 표정으로 모르겠다고 하시더군요. 그 이후 혹시 불이 날까 걱정이 되어 일정 시간 뒤에 자동으로 가스가 차단되는 가스차단기를 설치하였습니다.

⑤ 수면장애 및 밤낮이 바뀐다

치매에 걸리면 수면장애가 생기기 쉬운데 수면이 부족할 경우 정서적으로도 불안해집니다. 치매 환자가 수면 부족과 불안 증세로 힘든 것도 문제지만, 옆에서 돌보는 가족이나 돌봄 인력의 고충 또한 커지겠지요. 정기적인 일광욕으로 생체리듬 조절과 수면을 돕는 것이 좋습니다.

⑥ 집 안에 쓰레기를 쌓아 둔다

치매가 진행되면 쓰레기를 쓰레기로 인식하지 못해 집 안에 쌓아 두기도 합니다. 버릴 필요성을 설명하기도 하고, 때로는 좀 나눠 달라고 부탁하는 방법을 활용할 수도 있습니다. 저희 엄마의 경우에는 쓰레기를 쌓아 두기보다 오히려 아무 데나 버리는 증상이 나타났습니다. 결국 치매 증상은 사람마다 다르게 나타나므로 평소와 다른 행동을 보이는지를 잘 관찰하는 것이 중요합니다.

⑦ 쇼핑 중독이나 같은 물건을 반복 구매한다

비정상적인 쇼핑에 이유가 있기도 합니다. 특히 특정 물건에 대한 집착이나 쇼핑이 지속되는 경우는 치매 환자와 대화하며 이유를 알아보는 것으로 해결의 실마리를 찾을 수도 있습니다. 무조건 못 사게 하는 것보다는 적절한 범위 안에서 스스로 쇼핑이나 돈 계산을 하도록 하는 것이 좋습니다.

⑧ 성에 관심을 가진다

치매 환자는 성적인 관심 표현을 조절하기 힘듭니다. 책에서 읽은 사례 중 하나는 "나랑 하자."고 말하는 치매 환자에게 당황하지 않고 "아까 했잖아요."라고 말하면서 주의를 분산시키는 방법이었습니다. 치매 환자가 성적인 것에 관심을 보인다고 해서 부끄러워하거나 화를 내기보다는 다른 주제로 관심을 돌리는 방법이 좋습니다.

세
번
째
이
야
기

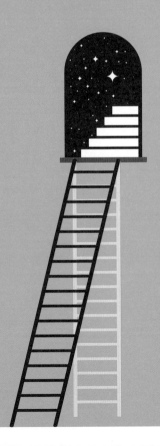

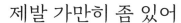

제발 가만히 좀 있어

"엄마, 오늘 동지라는데 팥죽은 드셨어요?"

"그래? 오늘이 동지야? 나는 전혀 몰랐다. 낮에 같이 운동하는 사람들도 다 몰랐는지 아무도 동지라고 이야기 안 하더라."

"그래요? 그럼 오늘 팥죽도 못 드셨겠네?"

"응, 내일 누군가 동지 이야기하면 그때 같이 팥죽 사 먹으러 가겠지."

올해 동짓날에 팥죽을 사러 나갔다가 문득 엄마 생각이 났다. 엄마 혼자서 동짓날도 못 챙겼을 것 같아 전화를 드렸다. 역시나 엄마는 팥죽을 챙겨 먹기는커녕 그날이 동지인줄도 모르고 있었다. 엄마랑 통화하고 몇 시간 뒤 언니랑 통화하며 팥죽 이야기를 했다.

"언니는 오늘 팥죽 먹었어? 엄마는 팥죽도 못 드신 것 같던데."

"아니야, 엄마 오늘 팥죽 드셨어. 엄마랑 친하게 지내는 윗집 아주머니가 점심때 팥죽 쑤어서 엄마한테 같이 먹자고 부르셨어. 아까 점심때 엄마 잠깐 만났거든. 엄마가 그 집에 팥죽 먹으러 간다고 하시더라고."

"엄마가 나한테는 동지 이야기도 못 들었다고, 팥죽 안 먹었다고 하던데?"

둘 사이에 잠깐 침묵이 이어졌다. 큰일이 펑 하고 터지지 않았을 뿐, 하루하루 작은 사건들이 쌓이고 있는 느낌이다. 엄마의 증상이 심각해지고 있다는 것은 집 안을 봐도 알 수 있었다. 예전에는 엄마가 아침저녁으로 방을 닦아서 바닥에 먼지 한 톨 없이 깨끗했는데, 이번에 가서 보니 방구석에 수북하게 먼지가 쌓여 있다. 냉장고 안의 음식들은 상해서 먹을 수 있는 게 거의 없다.

이전과 달리 옷이나 집 안 상태가 지저분해도 엄마 눈에는 이제 별로 거슬리지 않나 보다. 다만 엄마는 집 안에 쓰레기가 쌓여 있는 꼴을 보지 못한다. 쓰레기봉투에 담겨 있는 일반 쓰레기나 음식물 쓰레기는 생기는 족족 봉투째 갖다 버리려고 한다. 구석에 쌓인 물건들을 정리하고, 버릴 물건을 쓰레기통에 담으려고 하면 어느새 쓰레기봉투가 없어진 상태다. 내가 청소하느라 한눈을 판 사이에 엄마는 절반도 차 있지 않은 쓰레기봉투를 이미 갖다 버린 것이다. 쓰레기 버리고 오겠다며 쓰레기봉투를 들고 나가려는 엄마를 하루에도 10번씩 붙잡아야 했다.

"엄마, 지금 갖다 버리려고? 쓰레기봉투 아직 반도 안 찼어. 집 안 정리하면서 계속 버릴 거 생기니까 쓰레기 다 모아서 이따가 갖다 버립시다."

"그러냐? 알았다. 여기 둘 테니까 네가 알아서 버려라."

이렇게 기껏 대답해 놓고 잠깐 뒤에 쓰레기를 담으려고 봉투를 찾으면 어느새 엄마는 보이지 않고 봉투도 같이 없어졌다. 쓰레기봉투를 계속 써야 하니 지금 버리지 말라고 아무리 설명해도 소용이 없다. 문제는 엄마가 기억을 못한다는 것이니까. 결국은 엄마 눈에 닿지 않는 방구석에 보물상자처럼 쓰레기봉투를 숨겨 두고 엄마 몰래 쓰레기를 버려야 했다.

내가 청소하고 있는 동안 가만히 앉아 있기만 한 엄마가 심심해 보였다. 치매가 있더라도 자꾸 여러 가지 활동을 하게 하고, 집안일에 참여하게 해야 한다기에 엄마한테 마른빨래를 개어 달라고 부탁했다. 마른빨래를 걷어낸 건조대에 새로 빤 옷을 넣어 두고 안방을 청소했다. 한참 걸려 안방 청소를 끝내고 거실에 와서 보니 엄마가 아직도 빨래를 개고 있다. 가만히 보니 엄마는 마른빨래가 아니라 내가 아까 널어 놓은 빨래를 걷어 와서 개고 있었다.

"엄마, 그거 마른 거 아니야. 아까 널어서 아직 다 안 말랐어."

"아닌데. 만져 보니까 다 말랐는데?"

"해가 쨍쨍해서 얇은 부분만 마른 거고, 아직 허리나 주머니 부분은 축축해."

엄마가 걷어 와서 곱게 개어 놓은 빨래들을 다시 들고 베란다에 가서 널었다. 그리고 20분 뒤 엄마는 또 빨래를 걷어 와서 개려고 하고 있다. 똑같은 대화를 주고받으며 다시 빨래를 베란다에 널었다. 그리고 다시 20분 뒤 엄마는 가만히 베란다에 나가 빨래를 걷기 시작한다. 끝나지 않은 청소에 지쳐가는데 같은 빨래를 4번째 널고 있자니 짜증이 난다. '엄마, 제발 아무것도 하지 말고 가만히 있어.'라는 말이 목구멍까지 치밀어 오른다.

아이가 어릴 때 혼자 옷을 입겠다거나 스스로 신발을 신겠다고 하면 육아서의 내용을 상기하며 다짐했다. '아이의 자율성을 존중해 줘야 해. 이럴 때는 재촉하지 말고 기다려 줘야지.' 하지만 엄마들은 안다. 바쁜 아침 시간에 혼자 옷을 입겠다며 시간을 끄는 아이를 재촉하지 않는 게 얼마나 힘든 일인지 말이다. 내가 옷을 입히면 2분이면 되지만, 아이가 혼자 옷을 입으려면 10분이 걸린다. 집을 나서는 시간이 5분 늦어지면 유치원 버스를 놓치고, 회사에 지각해야 할지도 모르는 상황에서 아이의 자율성을 위한 기다림은 뒷전이 되어 버린다.

엄마 집에 가면서 생각했다. '엄마가 같은 말을 계속 반복해도 짜증 내지 말아야지. 그냥 받아 주면서 엄마한테 화내지 말아야지.' 내 몸이 편하고 여유로울 때야 아이의 투정도, 엄마의 반복되는 일거리도 받아 줄 수 있다. 그러나 시간적인 여유가 없거나 지친 몸과 마음 상태로는 그렇게 하지 못한다. 이유 없는 투정을 받아 주는 것도, 엄마가 활동에 참여할 수 있도록 격려하는 것도 내 마음의 여유에서 시작되는 것인데 아직도 그게 잘 안 된다.

치매 환자를 대하는 태도

때로는 치매 환자가 우리가 알던 사람과 달라 보여서 당황할 수 있을 것입니다. 《나에게 힘이 되는 치매 가이드북》에서는 이렇게 말합니다. "치매 환자는 이전에 우리가 알던 그분이 아닙니다. 눈높이에 맞추어 새로운 관계를 맺으셔야 합니다." 그럼 우리는 어떻게 치매 환자를 대해야 할까요?

① 치매 환자에게 걸맞은 역할을 부여하라

치매를 진단받은 후에 실수가 늘었다고 해서 혹은 안전상의 이유로 일을 그만두게 하거나 아무것도 하지 못하게 하는 것은 치매 환자에게 도움이 되지 않습니다. 치매 환자에게 가장 중요한 것은 남아 있는 능력을 가능한 한 오래 유지하는 것입니다. 오랜 세월 익숙해진 일은 머리뿐만 아니라 신체도 잘 기억하고 있습니다. 치매 진행을 늦추고 치매 환자의 신체 건강을 위해서라도 적절한 역할을 부여하고 일에 참여할 수 있도록 해 주세요. 집에서도 걸레 빨기, 빨래 개기 등의 간단한 집안일을 하면서 신체적 기능을 유지하

43

고 성취감도 느끼게 하면 좋습니다.

② 직접적인 거절이나 부정을 피해라

치매 환자와 대화할 때 피해야 할 것 중의 하나가 첫마디부터 부정적인 대답을 하는 것입니다. 때로는 치매 환자의 요구나 주장이 말이 안 될지라도, 일단 '맞아요.', '알겠어요.'라고 수용하여 진정시킨 후 설명하는 게 효과적입니다. 시시비비를 가리기 위한 논쟁을 하지 말고 치매 환자를 지적하거나 무시하는 행동을 삼가야 합니다.

③ 기억나는지 묻거나 시험하지 마라

저는 엄마가 주변 사람들을 계속 기억했으면 하는 마음에 엄마를 만날 때마다 사진을 보여 주며 "엄마, 이 사람 누군지 알아? 기억나?"라고 물었습니다. 그러면 엄마는 대답을 회피하거나 못 들은 척하기도 했지요. 치매 환자도 자신이 기억하지 못한다는 사실에 곤란해하고 스트레스를 받습니다. 그러니 "누구인지 아느냐." 혹은 "기억해 보라."는 요청은 하지 않는 게 좋습니다. 또한 환자가 모르는 것 같으면 질문하는 대신 정확하게 알려 주세요.

④ 집에서만 지내도록 하지 마라

시간이나 여건상 돌봄의 한계 때문에, 때로는 이웃 사람들에게 민망하거나 폐가 될까 봐 치매 환자가 집에서만 지내기도 합니다. 그러나 계속 일하고 이웃과 교류하는 치매 노인들의 진행률이 느린 만큼 사회적인 활동을 지속하는 것이 중요합니다.

저희 엄마는 치매가 진행되면서 친구들과 어울리는 게 힘든지 점점 운동모임이나 동호회 활동을 줄였습니다. 나중에서야 '엄마에게 다른 사회활동을 소개했다면 사람들을 만나면서 치매 진행이 느려지지 않았을까?' 하는 아쉬움이 생겼습니다. 그러니 부모님이 치매 증상이 있더라도, 주간보호센터나 다른 사회적 모임에 꾸준히 참여하게 도와주세요.

⑤ 부모님의 생활 습관을 바꾸려 하거나 강요하지 마라

자녀들은 부모님을 걱정하는 마음에 건강한 식습관이나 금주, 금연을 강요하기도 합니다. 부모님을 위해 좋은 생활 습관을 권유하는 것은 좋지만, 평생 살아온 방식을 바꾸도록 하는 것은 부모님에게 스트레스일 수도 있습니다. 그러므로 부모님이 좋아하는 음식이나 활동이라면 적당한 범위 내에서 허용해 주는 것이 좋습니다.

⑥ 치매 환자의 신체 건강도 챙겨라

치매 증상이 심해지면 갈증이나 포만감을 잘 인식하지 못해 체중의 변화나 변비 등의 문제가 생기기도 합니다. 식단표를 만들어 식사했음을 알려 주고, 그래도 음식을 먹으려 하면 간단한 간식을 드리는 것이 좋습니다. 변비 예방을 위해 치매 환자가 수분을 충분히 섭취하도록 합니다.

저는 치매 증상이 심해지기 전에 꼭 건강검진을 받아보시기를 권하고 싶습니다. 치매가 심해지면 본인의 증상을 적절히 설명하기가 어렵고 병원에 가더라도 검사에 협조하는 것이 어렵습니다. 그러므로 치매 증상이 심해지기 전에 기타 신체적인 질병이나 증상에 대한 검진을 받고 미리 치료해 두는 것이 좋습니다.

⑦ 존중하는 마음으로 대하라

때로는 아이가 되어 버린 듯한 부모님을 보며 아이 달래듯이 대하기도 합니다. 그러나 자녀들이 치매에 걸린 부모님을 어린아이처럼 대해서는 안 됩니다. 가족들은 애정 표현처럼 편하게 대하는 것일지라도 치매 환자로서는 자존심을 다칠 수 있습니다. 어린아이처럼 모든 일을 대신해 주려 한다거나 가르치려 하는 것은 치매 환자의 자존감에 상처를 입힐 수 있고, 특히 치매 증상에 대해서 야

단치거나 무시하는 언행을 삼가야 합니다.

⑧ 치매를 가족 모두에게 알려라

아이들을 포함한 가족 모두에게 치매를 알리고 받아들이도록 해주세요. 치매 환자의 상태를 잘 모르면 가족 간에 의심하거나 상처를 주기도 합니다. 그러니 가족 간에 치매 환자의 증상이나 행동에 대한 정보를 공유하는 것이 좋습니다.

⑨ 낮은 톤의 목소리와 손짓을 활용해라

노인에게서 청력 저하는 매우 흔하게 나타나고 치매 환자의 경우 더욱 그렇습니다. 높은 톤보다는 낮은 톤으로 천천히 이야기하고, 손짓이나 표정을 활용하여 치매 환자와 의사소통하는 것이 필요합니다.

네
번
째
이
야
기

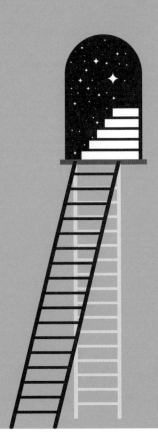

엄마 덕에 둘째가 생겼다

　외할머니는 치매를 앓다가 돌아가셨다. 외할아버지가 언젠가부터 종종 엄마랑 삼촌들에게 "외할머니 기억력이 좀 떨어진 것 같다."고 말씀하셨고, 외할아버지가 병환으로 돌아가신 후 외할머니가 혼자 남으시면서 상태가 급격히 안 좋아졌다. 이야기할 사람도 없이 혼자 사시다 보니 생활이 단조로워지고 누군가와 대화할 일도 거의 없었을 것이다. 그때쯤부터 외할머니의 상태는 걱정스러운 정도가 되었고 어느 순간 요양원에 들어가셨다. 요양원에 계시는 할머니를 엄마랑 뵈러 간 적이 있는데, 엄마도 기억하지 못하고 말을 걸어도 제대로 대답하지 않는 할머니를 보며 엄마는 눈물을 지었다.

아빠가 돌아가신 지 6년이 되었다. 아빠가 돌아가시기 조금 전부터 나와 형제들에게 엄마의 기억력이 조금씩 나빠지는 것 같다고 드문드문 이야기하셨다. 그러나 우리는 크게 느끼지 못할 정도라서 그다지 걱정하지는 않았다. 그러다 아빠가 돌아가셨고, 그즈음부터 나와 언니들도 엄마의 안 좋아진 기억력을 느꼈다. 자료를 찾아보니 우울증으로 인한 일시적인 증상일 수도 혹은 치매의 전조 증상일 수도 있단다. 전자이기를 바랐지만, 혹시나 하는 마음에 그리고 외할머니 역시 치매를 앓다 돌아가셨기에 엄마를 모시고 병원에서 진료받았다.

"엄마, 엄마가 이상해서 가는 게 아니야. 나이가 들수록 기억력이 떨어지는 게 당연한데, 그게 얼마나 떨어졌는지 알려면 문제가 없을 때부터 검사해야 비교할 수 있잖아. 그러니까 지금 검사만 하러 가는 거야."

신경과 진료라고 하자 엄마는 싫은 눈치였지만 이렇게 설득하니 마지못해 따라나섰다. 사실 그때만 해도 우리는 엄마를 크게 걱정하지 않았다. 여전히 혼자서 잘 챙겨 드시고 매일 운동을 다니셨으니까 말이다. 엄마의 기억력이 나중에 더 안 좋아질까 걱정이 되어 정기 점검할 요량으로 진료받기 시작한 것뿐이었다. MRI와 치매 설문 검사 결과 엄마의 상태는 많이 걱정할 정도는 아니었다. 신경과에서는 엄마가 정상보다 살짝 낮은 정도의 경도인지장애라며 약을 처방해 주었다. 그 약을 먹으며 증상이 많이 나빠지지 않게 하는 것 외에는 별다른 방법이 없었다.

외할머니에 비하면 엄마는 같이 운동하는 친구들이 있고, 언니가 엄마 집 근처에 살아서 자주 엄마한테 들르니 그나마 상황이 나은 편이었다. 그러나 집에 혼자 있을 때는 일상이 단조로울 수밖에 없다. 엄마랑 통화하면서 뭘 하시냐 물어보면 항상 TV를 보거나 화투 그림 맞추기 등이 전부였다. 치매를 예방하려면 머리를 쓰는 두뇌활동을 해야 한다고 했다. 인터넷을 뒤지다 보니 치매 예방을 위한 퀴즈 책도 있었다. 틀린 그림 찾기, 돈 그림 보고 총액 맞추기, 그림과 그림자 연결하기 등 어렵지 않은 수준의 퀴즈들이 있어서 엄마가 하기에 적절해 보였다.

종이접기가 치매 예방에 좋다길래 색종이 한 묶음과 종이접기 책도 샀다. 한창 유행하던 컬러링북과 색연필도 엄마가 좋아할 것 같아서 집어 들었다. 예쁜 가방에 책, 색종이, 색연필을 가득 담아서 갖다 드렸는데 엄마는 방 한구석에 쌓아 놓고 손대지 않았다. 새로운 것보다는 엄마가 좋아하고 익숙한 것을 해야 할 것 같았다. 엄마가 친구들이랑 자주 하는 고스톱을 게임으로 태블릿에 깔아서 해보시라 했다. 그러나 오프라인과 다르게 현란한 화면과 짧은 시간 내에 반응해야 하는 모바일 게임의 특성 때문에 엄마는 한두 번 시도하다 어렵다며 이내 포기했다.

이런저런 시도 중에 성공한 것은 애완동물뿐이었다. 아빠가 돌아가신 지 얼마 안 되었을 때 혼자 남겨진 엄마가 쓸쓸하실 것 같아서 강아지를 알아봤다. 그러나 엄마는 강아지를 키우면 돌보고 챙기는 게 귀찮다며 강아지 입양하는 게 싫다고 했다. 강아지 키우는 것을 포기해야 하나 하던 찰나에 남동생이 꾀를 냈다.

"엄마, 친구네 개가 강아지를 낳았는데 개가 너무 많아서 못 키우겠대. 키울 사람 없으면 버려야 된다는데 엄마가 한번 키워 볼래요?"

"키울 사람이 없다더냐? 그렇다고 쪼그만 강아지를 버리면 안 되지. 나한테 가져다 줘라. 내가 키우련다."

키우기 싫다던 엄마는 막상 강아지가 오갈 데 없다고 하
니 측은했나 보다. 우여곡절 끝에 우리집에 온 강아지는 '하
니'라 불렸고 엄마의 가족이 되었다. "하니 데리고 운동 나갔
는데 운동장 한 바퀴 도니까 애가 힘든지 안 움직이더라고.
어찌나 똑똑한지 자꾸 집에 가자면서 집 방향으로 목줄을
끌어당기더라."

우리와 통화할 때면 엄마는 하니 이야기를 하며 웃음을
지었다. 밤에는 하니가 추울 것 같다면서 엄마 침대에서 하
니를 재웠다. 장을 보다 새로운 강아지 간식이 보이면 하니
줘야겠다며 하나씩 사 오고는 했다.

그러던 강아지가 최근에 뇌수막염 진단을 받아 누워만 있
다. 아픈 뒤부터 기력이 없어서인지 먹는 양이 더 줄었고 그
나마 간식만 조금 먹었다. 엄마는 하니 간식을 종류별로 사
서 개 밥그릇에 늘어놓고, 고기를 사다가 "한 입만 좀 먹어
라."라며 사정하기도 했다. 문제는 하니가 먹지 말아야 할
것도 엄마가 하니에게 준다는 것이었다. 사람이 먹는 음식
을 개에게 주면 문제가 생길 수 있는데 엄마는 하니가 잘 먹

기만 하면 더 주는 바람에 하니가 췌장염을 앓기도 했다.

며칠 전에는 뭘 먹었는지 하니가 설사를 하고 축 처져 있었다. 엄마가 뭔가를 먹인 것 같은데 개에게 뭘 주었는지 엄마는 기억하지 못했다. 이대로 두다가는 하니가 얼마 못 살 것 같아 내가 데려와 우리집 근처의 대학 동물병원에서 진료받고 건강을 좀 회복시킨 다음 엄마에게 돌려보내기로 했다.

개 사료와 간식을 종류별로 사다가 먹여 보았으나 하니가 먹을 것에 입도 대지 않으니 애가 탔다. 아이 키울 때 이유식을 매일 찾아보고 주위 엄마들과 정보를 공유했듯이, 평생 개 사료를 고민해 본 적 없던 내가 여기저기서 사료와 간식을 물어보고 다녔다. 젖동냥하는 심봉사처럼 동네 사람들에게 여러 종류의 사료를 조금씩 얻어서 하니에게 들이대 보기도 했다.

아이 키우는 엄마들이 미아 방송 하나에도 다 같이 종일 걱정하는 것처럼, 개를 키우는 사람들은 나이 많고 아픈 우리 개에게 모두 동정을 표시하며 직접 만든 간식도 흔쾌히 나눠주었다. 사료를 먹지 않자 나중에는 닭가슴살을 삶아다가 하니에게 먹였다. 사료를 안 먹던 하니가 닭가슴살은 그나마 받아먹는 것을 보니 '밥 먹는 습관이 잘못되었네.'라기보다는 '이거라도 먹어서 다행이다.'라는 엄마의 마음이 되었다. 편식하는 아이의 식습관은 바로잡아야 하고 습관적으로 우는 아이는 때로 내버려 두어야 한다는 것을 엄마들도 알고 있다. 하지만 아이가 배고프고 힘들까 봐 걱정되어 끝까지 밀어붙이기가 쉽지 않다.

내 아이가 어릴 때 했던 육아를 똑같이 하며 새록새록 그때의 기억이 났다. 엄마도 하니를 키우며 예전에 우리를 키우던 때의 기억이 났을까? 팍팍한 살림살이에도 힘든 내색 없이 우리를 먹이고 재웠던 젊은 날의 엄마가 떠올라서, 그렇게 활기차고 빛나고 총총했던 엄마가 보고 싶어서 괜히 개를 한 번 쓰다듬어 본다.

치매 환자를 위한 환경 조성

치매 진단 후의 일상을 적은 《치매의 거의 모든 기록》(웬디 미첼 지음, 조진경 옮김, 문예춘추사, 2022)을 보면, 병원 직원이 치매 환자의 개인 정보를 환자 본인이 아닌 보호자에게 물어본다고 합니다. 아마도 치매 환자는 대화나 소통이 되지 않는 사람으로 생각하기 때문이겠지요. 아이가 어릴 때 부모인 우리가 아이를 대신해서 대화했던 기억이 다들 있을 겁니다. 부모님이 치매에 걸리면 우리는 부모님 역시 혼자서 아무것도 못하는 아이, 혹은 장애인처럼 취급합니다. 혼자 뭔가를 하는 것을 못 미더워하고, 가능하다면 모든 것을 대신해 주려고 하고 말이죠.

그러나 치매를 진단받았다고 해서 부모님이 모든 능력을 상실하게 되는 것을 의미하지는 않습니다. 치매에 걸려도 오랫동안 해 오던 일을 별문제 없이 잘 해내는 경우가 많고, 심지어 앞서 이야기한 책의 저자는 치매 진단 후 7년 뒤에 저 책을 썼습니다. 오히려 자식이 부모님에게 조금 기대는 것도 노화 방지에 효과적이라고 합니다. 저희 언니의 지인 사례인데 아버지가 경중인지장애 진단을 받고 기억장애가 심해지던 와중에, 딸이 아프게 되자 딸과 손주를 돌보면서 오히려 예전처럼 기억력이 좋아진 경우를 보았습니다. 저희 엄마도 반려견을 키우면서 삶의 활력을 찾으신 것 같았습니다. 하니는 결국 슬프게도 뇌수막염으로 세상을 떠났는데 '하니가 오래 살았다면 엄마의 상태도 천천히 나빠지지 않았을까?'라는 생각을 합니다.

치매의 진행을 늦추려면 치매 환자가 스스로 돌볼 수 있도록 돕고, 안전한 환경을 만들어 주는 것이 필요합니다.

① 집 안의 환경을 정리정돈하여 물건을 잘 찾을 수 있도록 하라

러그나 슬리퍼, 작은 테이블 등 환자가 걸려 넘어질 수 있는 물건들은 치우는 것이 좋습니다. 윗글의 저자 웬디 미첼은 닫힌 문 때문에 방 안에 무엇이 있는지 기억하지 못하고 방향감각을 잃어 집 안에서 많이 헤맸다고 하는데요, 집의 방문을 떼어내는 방법으로 문제를 해결했다고 합니다.

또한 치매 환자가 덜 헷갈리기 위해서는 집안을 단순하게 정돈해야 합니다. 예를 들어 사계절 옷이 모두 옷장 안에 있다면 치매 환자는 어떤 옷을 입고 나갈지 몰라 어려움을 느끼고 계절에 맞지 않은 옷을 입고 나갈 수 있습니다. 그러므로 계절에 맞는 옷만 옷장에 넣어 두는 식으로 집 안의 환경을 단순하게 해 주는 게 좋습니다.

② 사고 예방을 위해 안전한 집 안 환경을 조성하라

날카로운 물건이나 위험한 물건은 손이 닿지 않도록 안전하게 보관해야 합니다. 제가 엄마 집 신발장에 넣어둔 타일 시멘트를 엄마가 냉장고에 둔 것을 보고 놀란 적이 있습니다. 엄마가 이것을 밀가루로 착각해서 먹는다면 큰일로 이어질 수 있으니까요. 필요하지 않은 물건을 버리고 위험한 물건은 보이지 않는 곳에 두어 치매 환자가 헷갈리지 않도록 하는 게 좋습니다. 또한 식사 그릇도 깨지지 않는 것으로 준비하여 사고 위험을 줄입니다.

③ 대소변을 실수하는 경우 화장실을 눈에 띄도록 표시해 두라

치매 환자가 대소변 실수를 하는 것은 옷을 적절히 벗지 못하거나 화장실 사용법을 잊어 버리기 때문이기도 하지만, 초기에는 화장실을 찾지 못하는 것이 가장 흔한 이유입니다. 이때에는 글이나 그림으로 눈에 띄게 화장실 표시를 달아 주면 치매 환자가 보다 쉽게 화장실을 찾을 수 있습니다.

④ 갑작스러운 환경 변화를 줄여라

치매가 진행되어 가족들의 돌봄이 필요해지면 자녀와의 합가나 이사 등을 고려하는 경우가 많습니다. 그러나 치매 환자는 갑작스러운 변화를 불안해하므로 이사와 같은 환경 변화를 줄이는 게 좋습니다. 마찬가지로 하루의 일과 시간도 일정하게 유지해 주는 것이 좋습니다. 만약 자녀와의 거주 등을 위해 이사가 필요하다면, 치매가 많이 진행되기 전 초기에 하는 것이 좋습니다.

⑤ 낙상 위험을 줄이기 위해 미끄럼 방지용품을 활용하라

보통 사람들은 젖은 바닥을 보면 미끄러울 거로 생각해 조심히 발걸음을 옮기지만 치매 환자는 이를 잘 인지하지 못합니다. 그래서 주의를 기울이지 않고 걷다가 넘어지기도 합니다. 신체적인 문제 때문에 움직임이 불편하다면 낙상의 위험은 더 커지겠지요. 욕실에 미끄럼 방지 패드를 붙이는 것은 물론이고, 상황에 따라 적절히 미끄럼 방지 신발이나 미끄럼 방지 양말을 활용하는 것이 좋습니다. 또한 밤에 화장실을 가다가 넘어질 가능성이 있으니 수면등을 활용하며 적당한 조명을 유지해 주세요. 치매 환자에게 조심하라고 말하는 것보다 넘어지지 않는 환경을 만드는 것이 중요합니다.

⑥ 방문이 잠기는 사고를 대비해 열쇠를 준비하라

치매 환자가 혼자 있을 때 실수로 방문이 잠기거나 적절히 대응하지 못하는 상황을 대비해 열쇠를 준비해 두어야 합니다.

⑦ 위급 시 연락할 곳을 적어 두라

길을 잃어버리는 등 문제가 생겼을 때나 위급 시 연락할 수 있는 전화번호를 적어 둡니다. 집의 전화기 옆처럼 눈에 잘 보이는 곳에 두거나 치매 환자의 휴대폰 단축 번호로 저장해 둡니다.

치매 진단 후 여러 가지 궁금증이 생긴다면, 보건복지부 중앙치매센터의 치매상담 콜센터 1899-9988을 활용하길 바랍니다. 365일 24시간 동안 운영하므로 언제든 상담받을 수도 있고, 치매에 대한 궁금증 외에도 치매 환자 돌봄과 관련된 고충을 상담할 수 있습니다. 또한 시군구별로 치매 예방과 치매 환자 및 가족에 대한 종합적인 지원을 제공하는 치매안심센터가 있습니다. 치매 조기 검진은 물론 치매 예방 교실, 경도인지장애 환자를 위한 인지 강화 교실, 치매 환자를 위한 지원 서비스를 제공하고 있으니 관할 시군구의 치매안심센터로 문의해 보는 것이 좋습니다.

치매 환자를 위한 환경 조성 7가지

① 집 안의 환경을 정리정돈하여 물건을 잘 찾을 수 있도록 하라
: 환자가 걸려 넘어질 수 있는 물건은 치우고, 집안을 단순하게 정리정돈
하자.

② 사고 예방을 위해 안전한 집 환경을 조성하라
: 치매 환자의 손에 닿지 않는 곳에 날카로운 물건을 보관하여 미리 사고
를 방지하자.

③ 대소변을 실수하는 경우 화장실을 눈에 띄도록 표시해 두라
: 치매 초기에는 화장실을 찾지 못하여 대소변을 실수할 수 있다. 치매 환
자가 화장실을 찾기 쉽도록 표시하자.

④ 갑작스러운 환경 변화를 줄여라
: 갑작스러운 변화는 치매 환자를 불안하게 만들기에 안정적인 환경을
조성하자.

⑤ 낙상 위험을 줄이기 위해 미끄럼 방지용품을 활용하라
: 치매 환자는 바닥이 미끄러울 수 있다는 인지를 잘 못하기에 바닥에 미
끄러움 방지용품을 활용하자.

⑥ 방문이 잠기는 사고를 대비해 열쇠를 준비하라
: 치매 환자가 혼자 있을 때 방문이 잠길 때를 대비하여 열쇠를 준비하자.

⑦ 위급 시 연락할 곳을 적어 두라
: 길을 잃어버릴 때를 대비하여 치매 환자가 찾기 쉬운 곳에 연락처를 적
어 두자.

다섯번째 이야기

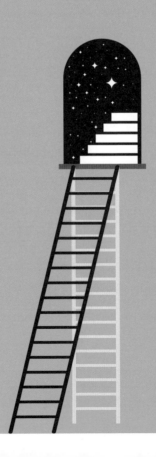

엄마를 울렸다

　엄마의 병원 진료를 위해 엄마를 모시고 남동생 집에서 이틀 동안 묵었다. 남동생 집에 도착한 첫 번째 날은 집에서 출발하기 전에 목욕탕을 다녀오신 터라 간단히 씻고 잠자리에 들었다. 그리고 다음 날 사람이 바글바글한 대학병원에서 진료를 보고 남동생 집에 돌아왔다. 다 같이 저녁 식사하고 잠자리에 들 시간이 가까워지자 엄마한테 먼저 씻으시라고 했다.

　"엄마, 먼저 샤워해. 나는 그다음에 씻을게."

　"아침에 목욕하고 올라왔는데 뭘 또 씻냐."

　"엄마, 우리 오늘 아니고 어제 여기 왔어. 그리고 오늘 사람 많은 병원도 다녀왔으니까 샤워해야지."

"나 오늘 땀도 안 흘려서 깨끗하다."

"엄마, 병원에는 아픈 사람들이 많아서 엄마 옷이랑 몸에 세균 많이 묻었을 거야."

"괜찮다니까. 옷도 깨끗하고 더러운 것도 안 만졌어."

"엄마, 병원은 눈에 안 보이는 세균덩어리 천지라니까. 그리고 요즘 코로나도 심한데 손주한테 병 옮으면 어쩌려고 그래."

집에서는 하루에도 몇 번씩 씻는 엄마가 낯선 곳에 와서인지 안 씻으려고 했다. 옥신각신하면서 엄마를 겨우 달래고 얼러서 욕실에 들여보냈다. 조금 뒤에 씻고 나온 엄마는 낮에 입었던 옷을 그대로 입고 있었다. 옷 갈아입으라고 계속 새 옷을 들이밀어도 지금 입고 있는 옷이 편하다며 한사코 갈아입기를 거부했다. 이틀 동안 입은 옷이고 병원 다녀왔으니 갈아입어야 한다는 말을 열 번도 더한 것 같다. 한참을 실랑이하다 보니 짜증이 났다.

"엄마! 병원 다녀왔잖아. 옷에 세균 묻어서 더러워. 조카한테 병균 옮잖아. 새 옷으로 갈아입으라니까 자꾸 왜 그래?"

"내가 얼마나 깨끗한 사람인데…. 너희보다 훨씬 깨끗하다. 괜히 너 따라와서 스트레스받고 고생만 하네. 내가 다시 너희 따라오면 미친년이다."

더럽다는 말에 엄마가 울컥했다. 억울한 듯, 부끄러운 듯 엄마는 화를 냈다. 급기야는 엄마의 눈가에 눈물이 흘러내렸다. 예상하지 못한 엄마의 눈물에 나는 당황했다.

"엄마, 미안해. 엄마가 더럽다는 게 아니라 옷에 세균 묻어서 엄마가 병 걸릴까 봐 그러지. 내가 너무 심하게 말했네. 엄마, 미안해."

어린애 달래듯 연신 엄마에게 사과했지만, 엄마는 속상한 마음이 쉽게 가시지 않나 보다. 나이가 들면 어린애가 된다고 한다. 신체적으로 타인에 대한 의존도가 높아지는 한편, 정신적으로도 논리보다는 감정에 치우치거나 자기중심적으로 생각하게 된다. 게다가 치매에 걸리면 감정 조절이 더욱 잘 안된다. 작은 것에도 속상해하고 짜증도 쉽게 낸다. 결국 엄마가 이렇게 말도 안 되는 고집을 피우는 건 우리 엄마가 아프기 때문이다. 그런데도 엄마를 이해하고 받아들여 주기가 쉽지 않다. 머리로는 이해하려 하지만 가끔 '왜 열심히 설명했는데 말도 안 되는 소리로 우기는 거야.'라며 화가 나버린다. 어쩌면 엄마의 병은 아픈 것이 눈에 보이지 않아서 더욱 그럴지도 모르겠다. 몸에 난 상처처럼 엄마의 병도 눈에 보이면, 연고를 바르고 붕대로 감싸고 있다면 내가 덜 화내고 덜 밉게 말하게 될까.

엄마가 골고루 잘 먹고 깨끗한 몸과 단정한 옷차림을 유지하는 것이 중요하다고 생각했다. 치매 걸린 엄마지만 잘 먹고 청결해야 다른 병에 걸리지 않고 몸이라도 건강할 테니 말이다. 아이에게 하듯 때에 맞춰 잘 먹이고, 잘 입히고, 잘 자게 하는 것. 그것이 엄마한테 좋은 일이고 필요한 일이라고 생각해서 강요했다.

그런데 그게 엄마의 마음을 상하게 한다면 그 습관들을 굳이 고집할 필요가 없다는 것을 오늘에서야 느꼈다. 얼룩이 묻은 옷을 입는다고 해서 큰일 나는 것도 아니고, 매일 씻지 않는다고 해서 당장 병에 걸리는 것도 아니다. 엄마가 더러운 옷을 입고 꾀죄죄한 모습으로 다니면 사람들에게 이상하게 보일까 봐 걱정했다.

엄마를 아는 사람들이 걱정스러운 표정으로 나와 언니에게 "엄마가 요즘 좀 이상하다."라고 말했다. 엄마가 그런 소리를 듣지 않도록 하고 싶었고, 사실은 나도 그런 말을 더 이상 듣고 싶지 않았다. 그런데 그것보다는 엄마가 속상하지 않고 마음 편히 하루를 보내는 게 더 중요한 일인 것 같다.

내가 어릴 때 더러운 것을 못 참는 성격의 엄마는 매주 주말에 나와 동생을 목욕탕에 데려갔다. 우리를 목욕탕 바닥에 굴려 가며 때수건으로 온몸의 때를 박박 벗겼다.

하루는 엄마가 주말에 일이 있어서 목욕탕에 갈 시간이 없었다. 어릴 적 우리집 욕실은 작아서 엄마가 우리의 때를 밀기에는 비좁고 불편했다. 우리의 때를 그냥 둔 채 일주일을 더 보내게 할 수 없었던 엄마는 결국 마당의 큰 대야에 물을 받아 놓고 우리를 씻기기 시작했다. 속옷만 입은 나와 동생을 때수건으로 박박 밀어가며 말이다. 문제는 우리집 마당의 담장이 높지 않았다는 것이다. 덕분에 옆집 아이들은 엄마에게 때밀이를 당하고 있는 우리 남매를 볼 수 있었다. 그때 나는 초등 저학년이었으니 부끄러움도 아는 나이였는데 엄마는 아랑곳하지 않고 우리를 속옷만 입혀서 마당에서 목욕시켰다. 그런 일은 다시 일어나지 않았고 내 인생에서 딱 한 번이었지만, 호기심 어린 옆집 아이들의 눈길을 견뎌

내야 했던 그 순간은 지금도 기억할 정도로 너무 수치스러 웠다.

엄마의 눈물을 보면서 그때 그 순간이 떠올랐다. '마당에서 목욕하는 게 부끄럽고 싫었지만 엄마에게 감히 대들지 못했던 어린 날의 나처럼, 엄마도 이제 늙고 힘없는 자기 모습 때문에 자식들에게 끝까지 저항하지 못하고 참는 거구나.'라는 생각이 들었다. 엄마는 어린 우리를 깨끗이 하는 게 엄마의 역할이라 생각했을 테지만, 그때의 경험은 나에게 평생 씻기지 않는 나쁜 기억을 남겼다. 그리고 내가 엄마에게 했던 말 또한 엄마의 마음에 그렇게 남으면 어쩌나 싶어 미안해졌다.

요즘 쏟아져 나오는 육아서를 보면 부모의 관점을 강요하지 말고 항상 아이의 입장에서 모든 일을 바라보라고 한다. 그래야 아이를 이해할 수 있다고 말이다. 인생의 황혼에서 다시 아이가 되어 가는 엄마를 위해 올바르고 맞는 것을 고집하기보다 엄마의 입장에서 생각하고 공감해야겠다. 엄마가 나를 키우며 읽었을 육아서를 이제 내가 엄마를 위해 다시 펼쳐 본다.

치매 환자의 고집스러운 행동 대처

> **문제** 치매 환자가 목욕하지 않겠다고 고집을 피울 때 대처방안
> 으로 올바른 것은?
>
> ① 불결한 위생으로 문제가 생길 수 있으니 강제로라도 목욕시
> 킨다.
> ② 치매 대상자가 목욕을 거부하는 이유를 생각해 본다.
> ③ 본인이 원하지 않으면 목욕시키지 않는다.
> ④ 목욕하지 않으면 간식을 먹을 수 없다고 협박한다.

위의 문제는 치매 전문 교육의 기출 중 하나입니다. 제가 엄마에게 했던 방법은 ①번 혹은 ④번에 가깝겠네요. 이렇게 문제로 보니 저의 행동은 얼핏 봐도 정답이 아닌 것 같습니다. 이 문제의 정답은 ②번입니다. 치매 환자가 목욕을 거부하는 경우 "더러우니까 씻으세요." 혹은 "옷 갈아입으세요."라고 지시하거나 명령하는 것을 피해야 합니다. 치매 환자가 목욕을 거부하는 이유는 다양합니

다. 우울증이 있으면 위생에 무관심할 수 있고, 단순히 물을 싫어하는 경우일 수도 있습니다. 혹은 목욕하다가 차가운 물에 놀란 기억 등으로 목욕을 안 하려고 한다던가, 남들이 자기 몸에 손대는 것에 거부감을 느껴 목욕을 싫어하는 일도 있습니다. 결국 똑같이 목욕을 거부하는 행동으로 나타날지라도 사람마다 원인이 다를 수 있으니 그에 따라 적절하게 대응해야겠죠. 욕실이 어둡거나 추워서 싫어한다면 조명을 밝히고 따뜻하게 하여 변화를 줄 수 있고, 혹은 이동식 욕조로 거실이나 방에서 목욕할 수도 있습니다.

치매 환자가 목욕을 거부하는 경우 야단을 치거나 강제로 시켜서는 안 됩니다. 특히 목욕탕은 미끄러우니 거부하는 환자와 몸싸움하다가 낙상사고가 발생할 위험도 큽니다. 환자가 거부할 때는 "목욕할 시간인데 목욕하기 싫어요? 수건으로 닦아 줄까요?"라는 식으로 물어보아 환자가 선택할 수 있도록 합니다. 또 손부터 씻도록 해서 조금씩 적응하게 해 주고, 치매 환자가 목욕하고 싶을 때까지 기다려 주는 것이 좋습니다.

오은영 박사님의 육아서인 《어떻게 말해줘야 할까》(오은영 지음, 김영사, 2020)에는 이런 내용이 나옵니다.

'쇠털같이 많은 날이 남아 있어요. 오늘은 그날 중 아이와 살아갈 날들의 첫날입니다. 후회는 접으세요. 걱정도 그만하면 됐어요.'

저를 비롯한 많은 엄마에게 큰 위로가 되었던 이 문구를, 저는 치매 환자의 가족분들과 공유하고 싶습니다. 치매에 걸린 가족을 돌보는 건 앞으로 긴 여정을 함께 해야 한다는 의미입니다. 갓난아이를 키워 내듯이 지난한 과정이죠. 그러니 매 순간 완벽해야 한다는 생각은 접어 두세요. 치매 걸린 내 부모님을 매일 잘 먹고 잘 자고 잘 씻게 해야 한다는 걱정은 조금 내려놓으셔도 됩니다. 치매 걸린 부모님에게 순간적으로 화를 내거나 짜증 냈더라도 죄책감에 너무 오래 괴로워하지는 마세요. 내일은 새로운 마음으로 치매 걸린 부모님과 더 기억에 남을 하루를 만들면 되니까요.

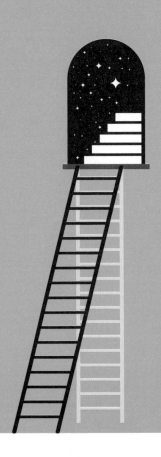

사람을 찾습니다

    내 생애 경찰서에 실종신고를 한 건 두 번이다. 첫 번째는 예전에 유치원에 다니던 조그마한 내 아이 그리고 이번에는 칠순이 넘은 우리 엄마였다. 엄마는 요즘 깜빡하는 횟수가 잦아지고 최근 들어서 고집까지 더 세진 것 같다. 예전에는 스스로 혈압약과 갑상선 약을 잘 챙겨 먹었는데, 요즘은 약을 챙겨 먹으라는 우리의 당부에 짜증을 낸다. 엄마한테 드시라고 약을 내밀면 "약 아까 먹었다."라고 하면서 말이다. 처음에는 '내가 안 보는 사이에 약을 드셨나 보다.'라고 넘어갔는데 며칠을 지켜보니 약이 하나도 줄지 않고 그대로다. 무엇보다 엄마가 약 먹는 것을 본 적이 없는데도 엄마는 아까 먹었다고 자꾸 우긴다. "엄마, 약 안 먹었잖아. 얼른 드셔." 하고 자꾸 권하면 "아 진짜, 내가 알아서 할 건데 귀찮게."라며 인상을 확 쓰거나, "내가 애냐? 약도 혼자 못 먹게?" 하며 버럭 화를 내기도 한다.

정기진료 받을 때가 되어서 엄마에게 같이 병원에 가자고 했다. 아무런 문제가 없는데 왜 병원에 가야 하냐고 화내는 엄마에게 치매 증상이라 말할 수 없어, 정기검진이라고 설득한 후 겨우 엄마와 집을 나섰다. 남동생 집에 와서 커피 한 잔 마시며 앉아 있는 30분 동안 엄마는 "집에 가자."라는 말을 다섯 번도 넘게 했다. 본인이 반복해서 말한다는 것을 인지하지 못하는지 매번 처음 말하는 것처럼 계속 이야기했다.

"곧 어두워질 것 같다. 시간이 늦었는데 얼른 집에 가자."

"엄마. 우리 오늘 여기서 자고 집에 내일 가기로 했잖아."

"여기서 뭐 하려고 그러냐? 빨리 집에 가야 할 텐데. 집 나온 지 한참 된 거 같다."

"엄마, 우리 아까 왔는데? 오늘은 늦었으니까 여기서 자고 내일 나랑 같이 병원 갔다가 오후에 집에 갑시다."

그러면 엄마는 생경한 표정으로 말을 잇는다.

"우리가 여기에 오늘 왔냐? 꼭 어제 온 것 같은데."

"아니야, 엄마. 우리 아까 왔잖아요. 이제 밥 먹고 자야 내일 아침에 병원 가지."

이렇게 엄마를 다독이면 엄마는 알겠다며 고개를 끄덕였다. 엄마는 흐뭇한 표정으로 조카의 재롱을 보기도 하고, 남동생과 도란도란 이야기도 했다. 그리고 20여 분이 지나면 다시 도돌이표다.

"금방 어두워질 것 같다. 시간이 늦었는데 얼른 집에 가자."

그날 밤 나와 엄마가 한 방에서 잤다. 피곤해서 늦잠을 자고 싶은데 부지런한 엄마는 아침 일찍부터 깨서 바스락거렸다. 설핏 잠이 깨서 시계를 보니 겨우 새벽 6시였고, 엄마는 짐가방의 옷을 꺼내서 곱게 정리하고 있었다. 조금 더 자도 될 것 같아 다시 눈을 감았다. 30분쯤 더 잤으려나. 거실에서 달그락거리는 소리에 방문을 열고 나가 보니 올케가 아침 준비를 하고 있었다. 방에 엄마가 안 보이길래 거실에 있는 줄 알았는데 엄마는 보이지 않았다.

"올케, 혹시 엄마 못 봤어요?"

"어머니요? 아니요. 저 아까 방에서 나올 때부터 어머니

안 계셨는데요."

거실에도 화장실에도 엄마가 없었다. 베란다 구석구석 모두 살펴봤지만, 엄마의 흔적도 없었다. 불안한 마음에 현관을 보니 엄마의 신발도 사라졌다. 문제는 엄마의 휴대폰이 엄마의 외투와 함께 방에 놓여 있었다는 것이다.

부랴부랴 남동생이랑 같이 집을 나섰다. 아파트 단지 안을 뒤져 보는데 아무리 찾아도 엄마 모습이 보이지 않았다. 아침 이른 시간이라 쌀쌀한데 비까지 부슬부슬 내리기 시작했다. 우산은커녕 외투도 안 입고 나간 엄마가 추운 날씨에 떨고 있을까 봐 마음이 급해졌다. 청소하고 계신 경비 아저씨에게 물어봐도, 근처 슈퍼에 들어가서 카운터에 앉아 있는 주인 아주머니에게 물어봐도 보지 못했다고 했다. 거리에 사람들도 많으니까 엄마가 길을 헤매면 지나가는 사람에게 휴대폰을 빌려서라도 연락을 할 거라고 애써 생각했다. 곧 연락이 올 거라는 희망에 기대 보지만 1시간이 지나도록 엄마에게서는 연락이 없고 마음은 점점 초조해졌다.

'엄마가 병원 가기 싫다고 했는데 내가 괜히 고집부렸나? 억지로 여기까지 모셔 왔다가 엄마를 잃어버리는 거 아닌가.' 싶어 눈물이 나기 시작했다. 아파트 단지 안을 돌며 "엄마", "엄마아" 큰 소리로 부르다가 기어이 흐느낌으로 변했다. 길을 잃어버린 건 엄마인데, 내가 엄마 잃은 아이처럼 울면서 엄마를 부르고 다녔다.

경찰서에 엄마의 실종신고를 하고, 남동생이 아파트 관리사무소에 가서 CCTV를 확인했다. CCTV를 보니 엘리베이터를 타고 지하 주차장으로 내려간 엄마는 문이 닫힌 후 아파트 내부로 다시 들어오지 못해 당황한 듯 보였다. 엄마는 지하 주차장을 한참 헤매다 차로로 주차장을 빠져나와 아파트 단지 밖으로 사라졌다. 부랴부랴 엄마가 간 방향으로 단지 밖의 길을 따라 걷는데 남동생에게서 엄마를 찾았다고 연락이 왔다. 실종신고를 받은 경찰이 근처를 순찰하다가 아파트 단지 뒤쪽 버스 정류장에 오도카니 앉아 있는 엄마를 발견했단다.

허겁지겁 달려가서 만난 엄마는 무슨 일이 있었냐는 듯이 해맑았다. 우리가 경찰까지 대동해서 엄마를 찾아 헤맸다는 것을 알자, 엄마는 소동을 일으켰다는 생각에서인지 약간 멋쩍어 보이기도 했다. 집에 돌아온 후 아무렇지 않은 척 엄마에게 "왜 거기 가 있었어?" 하고 물었다. 엄마는 어색하게 웃으며 "지나가는 택시 타고 우리집까지 가려고 했지."라고 대답했다. 아마 새벽에 눈 뜬 엄마가 낯선 방을 보고 본인 집이 아니라는 생각에 무작정 집에 가겠다고 나섰다가 헤맸나 보다.

점점 엄마가 활동할 수 있는 범위가 그리고 우리가 엄마와 공유할 수 있는 일들이 줄어들고 있다. 내 아이가 좀 더 자라서 육아가 끝나면 나도 여유가 생길 테고, 그때는 엄마랑 더 많은 것을 함께해야겠다고 생각했다. 그러나 그런 시간을 충분히 갖기도 전에 엄마와 놀러 다니고 소소한 이야기를 나누던 시간마저 추억이 되어 버리는 것 같다.

치매 환자의 실종 예방

치매 환자가 집으로 돌아오는 길을 잊어 버리는 일도 있지만, 집 안에 있던 치매 환자가 갑자기 밖으로 나가 실종되기도 합니다. 치매 환자는 왜 갑자기 밖으로 나갈까요? 답답함을 느껴 무작정 밖으로 나가기도 하고, 내가 어디에 있는지 잊어 버려 집에 가기 위해 나서기도 합니다. 저희 엄마 역시 자다가 깬 상태에서 아들의 집에 있다는 사실을 잊어 버린 채 엄마의 집에 가려고 나선 것이었죠. 그러니 이사나 여행 등으로 치매 환자가 새로운 환경에 있을 때는 실종 예방에 특히 더 주의를 기울여야 합니다.

독일에는 요양원이나 치매시설 앞에 가짜 버스 정류장이 있습니다. 시설을 나온 치매 노인들이 집에 돌아가려는 회귀본능으로 버스 정류장으로 가는 경우가 많아서라고 하지요. 치매 어르신들이 시설을 나와서 집에 가겠다고 버스 정류장에 앉아 있다가 얼마 뒤에 본인이 왜 거기 있는지도 기억을 못 하면, 시설의 직원이 조심스레 다가가서 다시 모셔 온다고 합니다.

치매안심센터의 조언에 따르면 치매 어르신들이 집이나 집 근처에서 실종된 경우는 자주 가던 곳이나 평소 가고 싶다고 했던 곳, 과거 실종 경험이 있던 곳, 예전에 살았던 지역이나 추억이 깃든 곳을 찾아보라고 합니다. 또한 치매 어르신이 실종된 경우는 지체하지 말고 가까운 지구대나 경찰서에 신고하는 게 좋습니다.

① 이름표나 인식표를 사용하라

아이를 키워 봤다면 어린아이를 잃어버릴까 봐 목걸이나 팔찌로 이름표를 만들어 주신 경험이 있을 겁니다. 치매 어르신들을 위한 목걸이나 팔찌도 쉽게 구매할 수 있으니 자녀들의 연락처를 기재한 목걸이나 팔찌를 착용시키는 것도 하나의 방법입니다. 또한 치매안심센터에서 신청할 수 있는 '배회 가능 어르신 인식표'는 신원을 확인할 수 있는 인식표를 옷에 부착하는 방법입니다.

그러나 치매 환자라 해도 사실 인지가 남아 있는 분은 자녀들의 연락처가 적힌 액세서리나 인식표 착용을 꺼릴 수 있습니다. 그런 측면에서 최근 한 지방자치단체가 제공하고 있는 '치매 안심 기억 단추'가 보다 널리 이용되었으면 하는 마음인데요, 이는 어르신들의 정보가 담긴 QR코드로 배지를 만들어 모자나 옷에 부착하는 방법입니다.

② 지문 사전등록제를 등록하라

치매 어르신의 실종을 예방하기 위한 지문 등록제도 있습니다. 경찰서나 치매안심센터에서 등록할 수 있으니 만일을 대비해 치매 환자의 지문을 등록하는 방법도 권고합니다. 저희 엄마도 이 실종 사건 이후 불안한 마음에 바로 지문을 등록하였습니다.

③ 배회 감지 서비스를 이용하라

치매 체크 앱으로 치매 환자와 보호자의 스마트폰을 매칭하여 치매 환자 위치를 확인할 수 있는 서비스도 있고, 노인장기요양보험 복지 용구 중 배회감지기 대여 사업도 있습니다. 휴대폰 앱은 환자가 휴대폰을 놓고 다니거나 배터리가 다 되면 쓸 수 없는 데 반해, 배회감지기는 통신사와 연결되어 사용 가능하고 GPS가 부착되어 일정 지역을 벗어나면 알림 메시지가 전송됩니다. 지자체에 따라 치매 환자 실종 예방과 관련하여 여러 정책 및 지원들이 시행되고 있으니, 치매 상담 콜센터나 치매안심센터 문의를 통해서 알아보시고 적극적으로 이용하길 추천합니다.

④ 파출소와 이웃에 얼굴을 알려라

내 가족이 치매로 배회하거나 실종되었을 때 가장 먼저 이를 찾는 데 도움을 줄 수 있는 사람이 경찰과 이웃일 것입니다. 치매 환자와 파출소에 동행해서 얼굴을 알리고, 이웃들에게도 치매로 인한 배회 증상이 있음을 알리면 만일의 사태 시 도움을 받을 수 있습니다.

⑤ 밝은 옷과 옷차림 사진을 찍어라

치매 환자가 배회나 실종 시 눈에 띌 수 있도록 밝은색 옷을 입는 게 좋습니다. 또한 치매 환자가 자주 입는 옷의 사진을 찍어 두면 실종 시에 옷차림을 쉽게 설명하거나 보여 줄 수 있습니다.

⑥ 사라진 지점에서 직선 방향으로 가라

치매 환자는 마치 아이처럼 직선 방향으로 움직이는 경향이 있다고 합니다. 그러니 사라진 지점에서 직선 방향으로 찾아보면 좋습니다. 또한 저희 엄마의 경우처럼 근처 버스 정류장이나 혹은 예전에 즐겨 찾던 장소 등을 찾아보는 것도 하나의 방법입니다.

치매 환자의 실종 예방 6가지

① 이름표나 인식표를 사용하라

: 보호자의 연락처를 기재한 목걸이나 팔찌 그리고 신원을 확인할 수 있
 는 인식표를 활용하자.

② 지문 사전등록제를 등록하라

: 경찰서나 치매안심센터에 치매 환자의 지문을 미리 등록해 놓자.

③ 배회 감지 서비스를 이용하라

: 치매 체크 앱으로 치매 환자의 위치를 확인하거나 배회감지기 대여 사
 업을 활용하자.

④ 파출소와 이웃에 얼굴을 알려라

: 파출소와 이웃에게 치매 환자의 얼굴을 알리며 배회 증상이 있음까지
 미리 알려 두자.

⑤ 밝은 옷과 옷차림 사진을 찍어라

: 치매 환자가 자주 입는 옷을 사진 찍은 뒤 실종 시 이를 활용하자.

⑥ 사라진 지점에서 직선 방향으로 가라

: 치매 환자는 직선 방향으로 움직이는 경향이 있으므로 사라진 지점에
 서 직선 방향으로 찾아보자.

2

요양원에 가야 해?

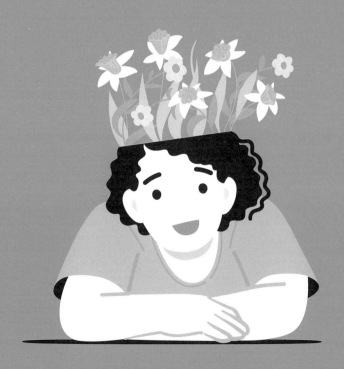

첫
번
째

이
야
기

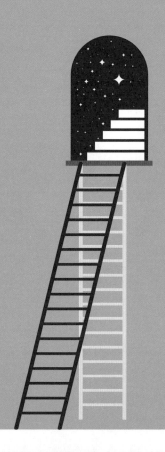

장애도 증명해야 한다

    엄마의 상태가 심상치 않아서 외부의 도움을 받아야겠다고 결심했다. 사실 엄마가 이런 상태가 되기 전까지는 요양시설이 나와 상관없는 곳이라 생각했기에, 엄밀히 말해서 나는 요양원과 요양병원의 차이도 몰랐다. 엄마가 받을 수 있는 도움에는 어떤 것이 있는지 찾아보았다. 치매를 진단받은 엄마가 이용할 수 있는 지원은 주간보호시설, 요양시설, 노인 요양 공동생활 가정 그리고 요양병원이었다. 그러나 여러 종류의 시설 중 지금 엄마의 상태에서는 무엇이 가장 적합한지 알 수가 없었고, 최종 선택은 결국 우리의 몫이었다.

    주간보호센터만 가더라도 점심 한 끼 챙겨 먹을 수 있고,

다양한 프로그램에 참여할 수 있기에 주간보호센터에 엄마를 보내려고 했다. 종일 혼자 시간을 보내는 것보다 다른 사람과 대화를 많이 하면 엄마의 증세가 천천히 악화하지 않을까 하는 기대도 했다. 한 끼라도 제대로 식사를 할 수 있고 약을 챙겨 먹는 것 그리고 말동무. 어찌 보면 우리가 바라는 것은 거창하기보다는 소박한 정도였다. 그러나 그마저도 자식들이 옆에서 챙길 수 없어 남의 도움을 받아야 한다는 사실이 씁쓸했다.

주간보호센터를 가기 위해서 가장 먼저 할 일은 요양등급을 받는 것이다. 장기요양등급이 없어도 주간보호센터를 이용할 수 있지만, 요양등급이 없으면 개인이 내야 할 비용이 훨씬 커지기 때문이다. 장기요양등급의 심사를 신청하고 며칠 뒤에 심사 담당 직원들이 집으로 방문했다. 장기요양등급은 정신 상태뿐 아니라 신체 건강 상태도 고려해서 이루어진다.

직원은 엄마와 간단한 대화를 하며 엄마의 상태를 파악하려 했다. 엄마에게 걸어보라고 하기도 하고, 세수와 목욕을 혼자 할 수 있는지 등을 물어보았다. 엄마는 우리가 물어

보면 대충 대답하거나 틀리던 것들도 그날은 낯선 사람들 앞에서인지 왠지 시험 보는 학생처럼 긴장해서 잘 대답했다. 평소보다 또랑또랑한 상태여서 오히려 우리가 김이 빠졌다고나 할까.

인지 상태는 안 좋지만, 엄마는 걸어 다니고 씻고 음식을 먹는 데 문제가 없었기에 지원받을 수 있는 장기요양등급이 나오지 않았다. 장기요양등급을 심사할 때 평가하는 신체기능은 옷 벗고 입기, 세수하기, 양치질하기, 목욕하기, 식사하기, 대소변 조절하기, 머리 감기 등이었다. 신체적 기능을 본다면 엄마는 아무런 문제가 없었다. 사회 생활기능은 집안일, 식사 준비, 전화 사용 등이 있지만 온전히 혼자 할 수 있는지, 도움이 필요한지에 대한 부분은 조금 애매했다. 예를 들어 엄마는 식사를 준비하는데 신체적으로 아무런 문제가 없지만, 치매 증상이 심해지면서 요리를 거의 하지 않았고 밥도 때맞춰 챙겨 먹지 못했다. 그러므로 우리가 보기에는 심각한 상태였지만, 심사하는 입장에서는 엄마가 신체적으로 너무 건강해 보였나 보다.

나중에서야 알게 되었지만, 치매와 우울증의 차이점 하나가 증상을 숨기려는 태도다. 우울증의 경우 자신감이 떨어져서 검사 질문에 잘 모르겠다고 대답하기도 하고, 증상을 숨기려는 노력을 많이 하지 않는다. 그러나 치매 환자는 기억이 나지 않아도 치매나 기억장애를 인정하고 싶지 않아서 증상을 숨기려고 한다. 그리고 보면 엄마와 통화할 때 내가 "저녁은 뭘 드셨어요?"라고 물으면 장난스레 "개구리 반찬~"이라고 대답했던 엄마의 말이 농담이 아니라, 기억이 안 나서였다는 것을 알게 되었다. 어쩌면 그날도 유달리 총총했던 엄마의 대답이나 태도 때문에 요양급여가 나오지 않았을 거라는 생각이 든다.

요즘 엄마의 상태를 보면 엄마가 혼자 지내기 힘든 상황이 곧 닥칠 거라는 것을 알 수 있었다. 장기요양등급 심사 후 등급 외로 판정이 되면 3개월이 지나야 재심사를 신청할 수 있다. 3개월이 지나자마자 우리는 다시 재심사를 신청했다. 재심사를 기다리는 동안 언니가 엄마의 증상이나 사건들을 기록해 두었고, 이를 바탕으로 심사자들에게 이야기를 할 수 있었다.

예를 들어, 얼마 전에 언니가 엄마 집에 들렀는데 싱크대

위에 쑥을 넣은 밀가루 반죽이 있었다. 아마도 엄마가 운동 나갔다가 쑥을 따와서 쑥 부침개를 해 먹으려고 했나 보다. 그런데 밀가루 반죽 안에 갈색토막들이 보여서 살펴봤더니 나무 조각이었다. 삼계탕 끓일 때 넣는 약재 티백이 쓰레기 통에 있는 것으로 보아 엄마가 냉장고의 삼계탕 약재 티백을 뜯어 밀가루 반죽에 넣었나 보다.

더 걱정스러운 건 위험한 것을 먹지는 않을까 하는 것이었다. 전에 엄마 집에 갔을 때 타일용 백시멘트를 사다가 줄눈을 다시 바르고 남은 백시멘트를 엄마 신발장 아래 서랍에 넣어 두었는데, 냉장고를 정리하다 보니 엄마의 냉장고 안에 그 시멘트가 있었다. 혹시 먹지는 않았는지 걱정만 할 뿐, 엄마가 혼자 있을 때 무엇을 어떻게 먹는지 알 방법이 없었다. 더더욱 엄마를 혼자 둘 수 없다는 생각이 들었고 이런 사례를 들어 지원이나 도움을 받아야 할 필요성에 대해 심사자들에게 이야기했다. 덕분에 엄마는 치매 증상이 심하다고 판단되어 장기요양 5등급의 판정을 받을 수 있었다.

아이를 키울 때 내 아이와 비슷한 나이의 아이를 키우는 엄마들은 모두 동지가 되었다. 엄마들끼리 만나면 아이의 발달상태나 어린이집, 유치원 등에 대한 정보를 서로 나누었다. 아이 때문에 즐거웠던 일은 물론, 육아로 인한 고충을 서로 나누면서 공감을 얻고 위안을 얻었다.

그러나 우리 엄마와 비슷한 연령대의 엄마 친구들, 혹은 내 친구의 부모님들이 모두 비슷한 문제를 겪는 건 아니었다. 심지어 우리 엄마는 70대라는 젊은 나이에 치매에 걸려서 오히려 나이가 더 많은 주위 어르신들의 정정한 모습을 볼 때마다 상대적 박탈감을 느끼기도 했다. 엄마와 나이가 비슷한 위층 아주머니와 엄마는 매일 운동을 같이 다니고는 했는데, 여전히 건강한 윗집 아주머니와 달리 너무도 변해 버린 우리 엄마를 볼 때면 속상했다. 옛말에 병은 널리 알려야 한댔는데, 이상하게 치매에 대해서는 선뜻 남에게 말하기도 어려웠다. 예전과 다른 엄마의 모습을 남에게 알리기 싫었고, 어차피 치료할 수 없다는 절망감 때문이기도 했다. 내 아이의 육아와 달리, 나의 엄마를 돌보는 것은 육아 동지 없이 홀로 끝없는 싸움을 하는 것 같아 가끔 외롭고 힘들다.

장기요양등급 및 신청 방법

장기요양보험은 신체활동 또는 가사활동 지원 등의 장기요양급여를 제공하여 노후의 건강증진과 생활 안정을 돕고, 가족의 부담을 덜어 주는 제도입니다. 고령이나 노인성 질병 등의 사유로 일상생활을 혼자서 수행하기 어려운 노인 등에게 제공됩니다. 장기요양보험의 급여를 받기 위해서는 장기요양급여 대상자로 판정받아야 합니다. 장기요양인정 신청 자격은 65세 미만의 자로서 치매·뇌혈관성 질환 등 노인성 질병을 앓는 사람 또는 65세 이상의 노인으로, 6개월 이상 혼자서 일상생활을 수행하기 어렵다고 인정되는 자를 그 수급 대상자로 하고 있습니다. 본인뿐만 아니라 가족, 친척, 사회복지공무원 등이 장기요양인정을 신청할 수 있고, 신청인의 신분증과 함께 장기요양인정 신청서와 의사 소견서를 제출해야 합니다. 국민건강보험공단지사(노인장기요양보험 운영센터)를 방문하거나 우편이나 팩스로 신청할 수 있고, 국민건강보험 웹사이트(www.longtermcare.or.kr)에서도 가능합니다.

장기요양인정 신청 후 건강보험공단 소속의 사회복지사나 간호사가 대상자를 방문하여 장기요양인정점수를 산정하게 됩니다. 장기요양점수는 일상생활 기능, 인지기능, 행동 변화, 간호 처치, 재활영역 등에 대한 기능 상태와 질병 및 증상, 환경 상태, 서비스 욕구 등을 종합적으로 평가하여 산정합니다.

영역	항목	
신체기능 (12항목)	· 옷 벗고 입기 · 세수하기 · 양치질하기 · 식사하기 · 목욕하기 · 체위 변경하기	· 일어나 앉기 · 옮겨 앉기 · 방밖으로 나오기 · 화장실 사용하기 · 대변 조절하기 · 소변 조절하기
인지기능 (7항목)	· 단기 기억장애 · 지시 불인지 · 날짜 불인지 · 상황 판단력 감퇴	· 장소 불인지 · 의사소통/전달장애 · 나이/생년월일 불인지
행동변화 (14항목)	· 망상 · 서성거림, 안절부절 못함 · 물건 망가트리기 · 환청, 환각 · 길을 잃음 · 돈/물건 감추기 · 슬픈 상태, 울기도 함	· 폭언, 위협 행동 · 부적절한 옷 입기 · 불규칙수면, 주야혼돈 · 밖으로 나가려 함 · 대/소변 불결 행위 · 도움에 저항 · 의미가 없거나 부적절한 행동

영역	항목	
간호처치 (9항목)	· 기관지절개관 간호 · 경관 영양 · 도뇨관리 · 흡인 · 욕창 간호	· 장루 간호 · 산호 요법 · 암성통증 간호 · 투석 간호
재활 (10항목)	운동장애(4항목)	관절제한(6항목)
	· 우측상지 · 우측하지 · 좌측상지 · 좌측하지	· 어깨 관절 · 팔꿈치 관절 · 손목 및 수지 관절 · 고관절 · 무릎 관절 · 발목 관절

이후 방문 조사 결과와 의사 소견서, 특기 사항 등을 기초로 '등급판정위원회'가 요양등급을 판정합니다. 장기요양인정점수가 높을수록 장기요양등급이 1등급에 가까워지는데, 이는 기능 정도가 낮아 도움이 많이 필요함을 의미합니다.

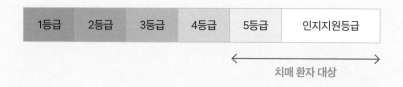

신청서를 제출한 날부터 30일 이내에 판정이 이루어지고, 장기요양인정서가 도달한 날부터 바로 장기요양급여를 시작할 수 있습니다. 장기요양인정의 유효기간은 최소 2년이지만, 등급에 따라 다릅니다. 장기요양 1등급은 4년, 2~4등급은 3년 그리고 5등급과 인지지원등급은 2년입니다. 유효기간 종료 90~30일 전에 갱신 신청해야 하고, 변경 사유가 발생하면 등급변경 신청 혹은 내용변경 신청도 가능합니다.

장기요양급여는 재가급여와 시설급여로 나뉩니다. 재가급여는 말 그대로 집에서 지내는 사람이 받는 도움으로 방문 요양, 방문목욕, 방문 간호, 주·야간 보호, 단기 보호, 복지 용구 등의 재가급여 서비스를 받을 수 있습니다. 시설급여는 노인요양시설 즉 흔히 말하는 요양원 또는 노인요양공동생활가정시설 입소 시 지원받을 수 있는 급여 종류입니다. 그러나 요양원이 아닌 요양병원의 경우 장기요양보험이 아니라 국민건강보험의 적용을 받으므로 장기요양급여와는 별도입니다.

재가급여	• 방문 요양 • 방문 목욕 • 방문 간호	• 주·야간보호 • 단기보호 • 기타재가급여(복지용구)
시설급여	• 노인요양시설	• 노인요양시설

저의 엄마가 처음 주간보호센터를 방문했을 때 직원이 "대소변 실수는 안 하세요?"라고 물었습니다. 그때만 해도 엄마는 인지 문제만 있었기 때문에 "네, 대소변은 문제없으세요."라고 대답했는데, "아마 곧 하시게 될 거예요."라는 대답을 듣고 조금 놀라고 속상했습니다. 실제로 엄마의 상태가 나빠지는 속도가 점점 빨라짐을 느꼈습니다. 그러니 너무 먼 이야기라 여기지 마시고 관련 정보는 미리 알아 두는 게 좋습니다.

　또 장기요양급여 심사를 대비해서 행동이나 신체기능의 변화는 잘 기록해 두기를 권합니다. 사실 짧은 시간 동안 이루어지는 인터뷰로 심사 대상자의 상태, 특히 정신적 상태에 대해서는 정확히 파악하고 요양등급을 부여하는 건 힘든 일입니다. 가장 좋은 건 심사자들이 치매 환자와 오랜 시간 가까이 지내면서 환자의 행동이나 반응을 살펴보는 것인데 현실적으로는 불가능하지요. 그래서 치매 환자의 말이나 행동, 특히 자립적인 생활이 불가능한 사건들이 있었다면 기록해 두고 이를 바탕으로 심사받으면 좋을 것 같습니다.

두
번
째

이
야
기

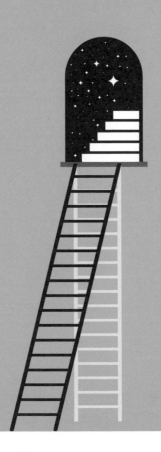

엄마, 유치원 가자

혼자 있는 엄마는 갈수록 말라간다. 냉장고에 채워 둔 반찬이 그대로인 것을 보면 식사를 거의 챙겨 먹지 않나 보다. 엄마가 밥을 하려고 쌀을 씻어 놓고서는 잊어 버렸는지 냉장고 안, 뒷베란다에는 여기저기 곰팡이꽃이 핀 쌀이 가득하다. 숨이 턱턱 막히는 한여름 습한 날씨에도 엄마는 집 안의 모든 창문과 방문을 꼭꼭 닫고 있다. 집 안은 습한데 환기가 되지 않아 방 안 김치냉장고 벽면에 검은 곰팡이가 슬어 있고, 냉장고 안에는 정체 모를 음식 위에 곰팡이가 하얗게 덮여 있다. 언니가 한 끼 식사 때마다 간편히 데워 먹을 수 있는 밥과 국을 엄마에게 보냈는데, 포장지도 벗겨지지 않은 채 냉장고 옆에 쌓여 있다. 식사했는지 물어보면 엄마는

"잘 먹었다."고만 대답한다. 뭘 먹었는지 물으며 대화를 이어가 보려고 하면 "귀찮게 한다."며 화를 낸다.

전에는 엄마가 전화를 받지 않아도 걱정하지 않았다. 부재중 통화에 찍힌 나의 번호를 보고 엄마가 다시 내게 전화를 했기 때문이다. 그러나 이제는 내가 몇 번씩 전화하고 문자 메시지를 남겨도 엄마는 메시지조차 확인하지 않는다. 엄마와 종일 연락이 안 되는 날이 늘어났다. 엄마가 전화를 받지 않으면 불안해지기 시작했다. 엄마가 식사를 잘 챙겨 먹는지, 혼자 돌아다니다 길을 잃거나 위험한 상황에 부닥친 건 아닌지 걱정되었다.

휴가를 맞아 엄마 집에 갔다. 오후 1시에는 항상 게이트볼 연습이 있다며 꼬박꼬박 연습장에 가던 엄마였는데, 내가 머무르는 며칠 동안 엄마는 연습장에 가지 않았다. 게이트볼 연습 없냐며 왜 안 가시냐고 엄마에게 물었더니, 요즘 게이트볼 치러 모이는 사람들이 별로 없다며 얼버무렸다. 하루는 오후에 엄마와 장 보러 갔다가 집에 돌아오는 길에 게이트볼 연습장에 들렀다. 어르신들은 엄마를 보며 왜 이렇게 오랜만에 왔냐며 반가워했다. 사람들은 이미 팀을 짜서 게이트볼 시합을 하고 있었다. 몇몇 어르신들이 오랜만에 온 엄마에게 자기 차례를 양보하며 대신 공을 치라고 했다. 그러나 엄마는 방금 공을 쳐 놓고도 다른 사람 차례에 나선다거나, 공을 자꾸 만지려고 하는 등 게임을 잘 따라가지 못했다. 엄마의 행동이 게임에 방해가 되자 몇몇 사람들이 얼굴을 찌푸리며 싫은 표정을 짓는 것이 내 눈에 들어왔다. 그게 엄마 눈에 보이지 않을 리가 없었다. 엄마는 결국 공을 몇 번 쳐 보다가 내게 집에 가자고 했다. 식사를 잘 챙겨 먹지도, 사람들과 어울리지도 못하는 엄마를 집에 혼자 두는 건 엄마의 독립적인 생활을 존중하는 것이 아니라 방치가 아닐까 고민되기 시작했다.

또 하나 심각한 건 안전 문제였다. 며칠 전 고향에 사는 지인에게 연락이 왔다. 엄마가 무단 횡단하다가 차에 치일 뻔한 것을 봤다고 놀란 목소리로 말했다. 최근 엄마랑 걸으면서 엄마가 빨간불에 길을 건너려고 하길래 급히 엄마를 붙잡을 때는 몰랐다. 엄마를 모시고 운전하는 도중 빨간 신호에 정차해 있는데 엄마가 왜 빨리 안 가냐고 재촉할 때 좀 이상하다고 생각했다. 엄마의 성화에 "빨간불이니까 멈춰야지."

라고 대답했을 때 엄마의 반응을 보고 알아챘다. '아, 이제 엄마는 파란불에 길을 건너야 한다는 것도 잊었구나'.

종일 혼자 있는 엄마가 걱정되어 언니가 엄마를 모시고 집 근처의 주간보호센터에 갔다. 거기에 있는 어르신 대다수가 백발이 성성했다. 얼핏 봐도 엄마보다 열 살은 많아 보였다. 그에 비하면 엄마는 너무나 젊었다. 걷기 힘들어하거나 휠체어에 탄 어른들 사이에서 엄마는 잘 걸어 다니고 날쌔게 움직였다.

거동이 힘들고 쇠약한 사람을 위한 주간보호센터 프로그램은 엄마에게 쉽고 지루했으며, 엄마와 어울릴만한 또래도 찾아볼 수 없었다. 엄마는 답답하다며 한 자리에 오래 앉아 프로그램에 참여하지 못했다. 주간보호센터에 머무른 2시간 동안 엄마는 10분 간격으로 언니에게 전화해 집에 가고 싶다고, 나 좀 데리러 오라고 했다. 결국 주간보호센터 직원도 언니에게 "이 상태로는 프로그램에 참여하기가 힘드니 집에 모시고 가야 할 것 같다."고 했다. 유치원에서 쫓겨난 아이의 학부모가 된 느낌이었다. 집에 혼자 둘 수 없는 아이인데 유치원도, 돌봄 교사도 내 아이를 돌봐 줄 수 없는 상황이 되었다. 몸에 밴 일상생활은 그럭저럭하는 엄마를 보며 막연히 아직은 괜찮다고 믿고 싶었는데 엄마의 상태를 깨닫고 나니 마음이 급해졌다. 당장 엄마를 돌봐 줄 요양보호사를 알아보기로 했다.

아이를 낳고 직장에 복직할 때 아이 봐주실 이모님 구하는 것이 어렵고도 힘들었다. 나와 잘 맞는 사람을 찾아서 인연을 맺는 것도 쉽지 않은데, 내 아이를 믿고 맡긴다는 것은 더 큰 책임과 걱정이 따르는 일이었다. 이제 나 대신 우리 엄마를 돌봐 줄 요양보호사를 찾으며 걱정과 미안함 그리고 보호사가 필요해져 버린 엄마 상태에 속상함이 밀려온다.

주간보호센터 찾는 방법과 선택 기준

주간보호센터의 도움을 받고자 어렵사리 결정해도 어디서부터 어떻게 알아봐야 할지 막막하실 거라 생각이 됩니다. 주야간보호센터는 '국민건강보험공단 장기요양보험' 홈페이지에서 검색하실 수 있습니다. 시도를 선택한 후 급여 종류에서 '주야간보호센터'를 선택하시면 해당 지역의 보호센터 위치와 목록을 볼 수 있습니다.

장기요양기관 찾기

기관별로 평가정보와 정원, 인력 현황, 시설현황과 프로그램 운영 등의 정보가 제공됩니다.

그러면 많은 보호센터 중 어느 곳을 고르는 게 좋을까요? 정답은 없지만, 아래의 선택 기준을 고려하면 나와 내 가족에게 조금 더 잘 맞는 보호센터를 찾을 수 있을 것입니다.

첫 번째는 접근성입니다.

많은 주간보호센터는 자체 차량을 이용하여 센터에 다니는 어르신들을 아침저녁으로 모셔다드립니다. 그러나 차량 승하차 장소까지는 가족들이 동행해야 하므로 가족들의 출퇴근 시간을 고려해야 합니다. 또 어르신들의 몸 상태가 안 좋아지는 경우 오래 차를 타는 것도 버거워하게 됩니다. 그러므로 주간보호센터의 위치나 거리 등을 살펴 너무 멀지 않은 곳으로 정하는 게 좋습니다.

두 번째는 운영시간입니다.

주야간보호센터의 경우 운영시간 역시 중요한 결정 요인이 될 수 있습니다. 요양시설이나 요양병원에 입소하게 되면 사실상 해당 기관에서 거주하게 되지만, 주간보호센터는 하루 중 일부분만 시설에서 지내게 됩니다. 월요일부터 토요일까지만 운영하는 기관도 있고, 공휴일에도 운영하는 기관이 있습니다. 그러므로 다른 가족들의 상황이나 부모님을 돌볼 수 있는 시간을 고려하여 주간보호센터를 결정해야 합니다.

세 번째는 비용입니다.

주간 이용만 하는 경우와 주·야간을 이용하는 경우 금액이 다르고, 장기요양등급 및 본인부담금 비율에 따라서도 환자 가족이 부담해야 하는 금액이 달라집니다. 부모님을 모시는 것이니 금액과 상관없이 가장 좋은 곳으로 모시고 싶은 것이 자식들의 마음이겠지요. 하지만 주간보호센터나 요양시설의 경우 얼마나 오래 지내야 할지 알 수가 없습니다. 그러므로 비용 측면에서도 꼼꼼히 따지고 비교해야 합니다.

네 번째는 프로그램의 내용입니다.

치매 증상이 심해져서 요양원이나 요양병원으로 갈 때쯤에는 신체적·인지적으로 다양한 프로그램을 따라가기가 힘든 상태일 수도 있습니다. 그러나 주간보호센터를 이용하는 치매 환자는 상대적으로 치매의 진행 정도가 심하지 않으므로, 여러 가지 활동을 통해 치매 진행을 늦추는 것이 중요합니다. 치매 부모님의 상태를 고려하여 부모님이 좋아하고 또 잘 따라갈 수 있는 프로그램이 다양하게 있는지, 입소자들이 지루하지 않도록 새로운 프로그램이 주기적으로 개발되거나 변경되는지 살펴보면 좋겠습니다.

내 부모니까 효도하는 마음으로 최선을 다하려고 하지만, 내가 너무 힘들어지면 부모님을 잘 돌보지 못합니다. 부모님의 치매 증상을 머리로는 이해하지만 내 몸이 힘드니 짜증을 내게 되기도 하고, 웃으면서 대답해 주기도 힘들어집니다. 내 몸이 아프거나 병이 나면 부모님 역시 제대로 돌볼 수가 없습니다.

비행기 이륙 전에 승무원이 안내해 주는 안전 수칙에 그런 내용이 있습니다. 위급 시 산소마스크가 내려오면 본인이 먼저 착용한 후 도움이 필요한 사람을 챙기라고요. 아프거나 힘든 가족을 돌보는 것도 마찬가지입니다. 내 모든 것을 줄 수 있을 만큼 사랑하는 내 아이 혹은 내 부모님이지만 자신을 돌보지 않으면 다른 사람도 돌볼 수 없습니다. 그러니 자신을 너무 힘들도록 몰아가지 않으면 좋겠습니다. 내가 편안한 마음으로 부모님을 돌볼 수 있도록 나를 먼저 챙겨야 합니다.

세
번
째

이
야
기

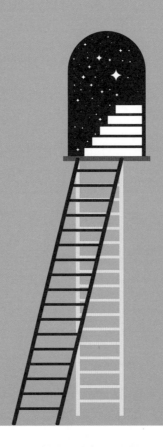

요양보호사가 훔쳐 갔나 봐

"더는 힘들 것 같습니다."

엄마를 봐주시던 요양보호사가 3일째에 우리에게 저렇게 문자를 보내왔을 때, 벼랑 끝으로 내몰리는 기분이었다. 엄마를 돌볼 방법이 이제 요양원 외에 다른 대안이 없음을 뜻하기 때문이다.

엄마가 주간보호센터에서 적응을 못하자 낮 동안 잠깐 엄마를 돌봐 줄 요양보호사를 찾아보았다. 운 좋게 예전에 같은 동네 살았던 분이 엄마를 돌봐 줄 수 있게 되었다. 요양보호사 자격이나 경력도 흠잡을 데 없었지만, 무엇보다 그분이 우리 엄마와 안면이 있는 사이라는 것이 가장 우리의 마음을 놓이게 했다.

치매 증상이 심해지면서 엄마는 예전과 달리 우리에게 종종 화를 냈다. 더러워진 옷을 갈아입으라고 권하면 엄마는 "옷이 깨끗한데 괜히 귀찮게 한다."고 인상을 찌푸렸고, 엄마의 약을 챙겨 드리면 "알아서 먹을 텐데 애 취급한다."고 짜증을 냈다. 비록 엄마가 우리에게는 성질을 부렸지만, 밖에 나가면 다른 사람들에게 예의 바르게 굴었다. 자식들에게 솔직하면서도 거칠게 감정표현을 하는 것과 달리 다른 사람에게는 여전히 착하고 배려심 있는 엄마였기에 적어도 요양보호사와는 잘 지내리라 생각했다. 그런데 결국 사흘 만에 요양보호사로부터 더 이상 엄마를 돌보지 못하겠다고 연락받았다. 요양보호사는 미안하다는 말과 함께, 엄마의 상태가 생각보다 많이 안 좋은 것 같다는 염려도 보내왔다.

조심스레 이유를 묻는 우리에게 요양보호사가 말했다. "어머니가 상처가 되는 말을 함부로 하세요." 그분이 구체적인 내용까지는 차마 우리에게 말하지 않았지만, 엄마가 아마 인신공격, 심하게는 욕도 하지 않았을까 생각이 들었다. 요양보호사 말로는, 예전에 같은 동네 살 때 엄마가 참 서글서글하니 잘 대해 줘서 엄마에 좋은 인상을 느끼고 있었단다. 진심으로 엄마를 도와주고 싶었는데 자신이 오는 것조차 엄마가 너무 싫어해서 집 안에 있기가 힘들었다고 했다.

요양보호사가 엄마 식사를 챙겨 주기 위해 부엌에 가면 엄마는 이 사람이 혹시 뭔가 훔쳐 갈까 봐 의심하는 표정으로 자꾸 따라다녔다. 요양보호사가 올 때마다 엄마는 귀찮게 왜 자꾸 남의 집에 오냐고 화를 냈고, 한 시간도 지나지 않아 그분에게 "빨리 집에 가라."고 재촉했다. 심지어 나중에는 요양보호사가 집 앞에 와서 벨을 눌러도 엄마는 문을 열어 주지 않았다.

언젠가부터 엄마는 돈에 집착하기 시작했다. 친구들과 점심을 사 먹거나 반찬거리 사는 정도가 엄마의 일상적인 지출이라 큰돈을 쓸 일이 없는데도 엄마는 돈이 넉넉히 있어야 안심이 되는 모양이다. 엄마 집에 가서 옷장을 정리하다가 가끔 점퍼 주머니나 옷장 서랍에서 두둑한 현금 봉투를 발견하기도 했다. 엄마에게 돈 봉투를 보여 주며 "엄마, 이건 무슨 돈이에요? 엄마가 여기 둔 거야?"라고 물으면 엄마는 당황한 표정으로 돈 봉투를 뺏어갔다. "안 보이게 숨겨 놨는데 잘도 찾았다."라면서 말이다.

그러나 시간이 지나며 엄마는 돈을 보관하거나 사용한 내용마저도 잊기 시작했다. 엄마의 옷장이나 서랍에서 돈 봉투를 발견한 일이 몇 번 더 있었는데 어느 순간부터 엄마는 돈 봉투를 봐도 "글쎄? 나도 모르는 돈인데?"라고 대답했다. 엄마가 한 달 생활비를 현금으로 가지고 있는 것을 봤는데 며칠 뒤에 보면 돈도, 돈이 들어 있던 현금 봉투도 모두 사라졌다. 신용카드를 만들어 드렸지만, 카드 사용이 익숙하지 않은 엄마는 자꾸 현금이 필요하다고 했다. 보다 못한 언니가 매일 아침 엄마 집에 들러 엄마가 하루 동안 쓸 돈을 몇만 원씩 드렸다. 넉넉하게 드려도 저녁에 확인해 보면 엄마 수중에는 돈이 한 푼도 없을 때가 많았다. "맛있는 거 사서 드셨냐."고 물으면 엄마는 본인이 돈 쓴 게 없다고 했다. 한 번은 나와 엄마가 같이 시골장을 구경하다가 뻥튀기를 샀다. 뻥튀기 한 봉지에 삼천 원이라고 말하는 뻥튀기 장수에게 엄마는 만 원짜리 두 장을 내밀었다. 뻥튀기 장수는 당황하며 잔돈을 거슬러 주었지만, 엄마 혼자 다닐 때는 과연 돈을 잘 돌려받을 수 있을지 걱정되었다.

"내가 맨날 하고 다니던 목걸이가 안 보인다. 그거 네가 가져갔냐?"

"무슨 목걸이? 노란색 보석 달린 그거? 나 못 봤는데. 엄마 혹시 목욕탕에서 씻느라 목걸이 뺐났다가 거기에 놓고 온 거 아니야?"

"아닌데. 내가 거실 테이블에 올려놨는데 목걸이가 안 보이네. 네가 가져간 거 아냐?"

"엄마는 무슨. 그 목걸이 내 취향 아니야. 엄마가 줘도 나는 그거 안 가져."

언니는 웃으면서 농담했지만, 엄마는 웃지 않았다. 돈을 향한 집착만큼 엄마는 사람들을 의심하기 시작했다. 언니가 매일 집에 들러 살뜰히 엄마를 챙겨도 엄마는 찾는 물건이 보이지 않으면 언니부터 의심했다. 나와 통화를 하면서도, 거실에 있던 화분 혹은 엄마가 쓰던 물건이 없어졌다고 하소연했다. 그리고 그 하소연의 끝은 항상 언니가 가져간 것 같다는 의심이었다. 언니가 다녀간 후 물건이 안 보인다며 엄마는 내게 동의를 구했지만, "에이, 엄마가 다른 데 뒀겠지. 언니가 그걸 왜 가져가겠어?"라며 언니를 두둔하면 엄마는 공감받지 못했다는 생각인지 속상해하며 전화를 끊어버렸다.

우리가 생각했던 것보다 엄마는 더 나빠지고 있었고 더 고립되어 가고 있었다. 말동무도 없이 종일 집 안에서 혼자 왔다 갔다 했다.

밥 잘 챙겨 먹고 잠을 잘 자고 안전하게 지내는 게 삶의 전부가 아니다. 사람들과 어울리지 못하고 사회생활의 범위가 줄어드는 엄마는 생기를 잃어 가고 있었다. 그런데 우리는 엄마의 마음도 상태도 제대로 헤아리지 못하고 하루를 무사히 보내는 것에만 안도하고 있었다.

요양보호사 이용 정보와 대처

　방문 요양은 노인장기요양제도에서 재가급여에 속하는 서비스로, 요양보호사가 신체활동 지원(세면, 목욕, 식사 도움, 체위 변경 등), 인지 활동 지원, 인지 관리 지원, 정서 지원, 가사 및 일상생활 지원(취사, 청소, 세탁 등) 등을 제공하는 것입니다. 장기요양등급에 따라 급여제공시간에 따른 비용과 월 한도액이 다른데요. 이는 장기요양급여 제공기준 및 급여비용 산정 방법 등에 관한 고시에 자세히 나와 있습니다.

　치매 상병이 있거나 최근 2년 이내 치매 진료 내역이 있는 1~5등급 수급자에게는 인지기능 악화 방지 및 잔존능력 유지를 위한 인지 활동형 방문요양급여가 1일 3시간 이하로 제공됩니다. 또한 방문 요양에서 제공하는 가사 지원, 신체 지원, 정서 지원은 모두 어르신을 위한 서비스이므로, 다른 가족을 위한 식사나 빨래 등의 서비스는 포함되지 않습니다.

　요양보호사는 국민건강보험 사이트에서 '요양보호사 교육기관 찾기'에서 검색할 수 있습니다. 한국보건의료인국가시험원에 따르면 시·도지사로부터 지정받은 요양보호사 교육기관에서 일정 수준 이상의 교육 시간을 이수해야 요양보호사 자격시험에 응시할 수 있습니다. 표준교육 과정은 240시간 또는 320시간이지만, 간호사, 간호조무사, 물리치료사, 사회복지사, 작업치료사 등 국가자격 소지자는 40~50시간이고, 경력자는 별도의 교육과정이 있습니다.

치매가 진행될수록 여러 가지 이상행동이 나타납니다. 누군가가 내 물건을 훔쳤다고 이야기하는 '도둑 망상'은 흔하게 나타나는 행동 중 하나입니다. 도둑 망상은 전두엽의 노화로 감정 조절 능력에 문제가 생겼기 때문에, 주변 사람들에 대한 의심이 심해지거나 상황 판단이 제대로 되지 않아 나타나는 증상입니다. 또한 지갑이나 돈을 가지고 있다는 장기기억은 있으나, 지갑을 둔 장소 혹은 돈을 쓴 행동에 대한 단기기억이 없어서 이러한 불일치로 인해 도둑 망상이 나타나기도 합니다.

이 경우 가족들이 망상을 바로 부정하거나 반박하면 치매 환자는 스트레스를 받을 수 있습니다. 즉각적으로 반발하기보다는 일단 치매 환자의 말을 받아 주며 화제를 돌리거나 "그래요? 그럼 같이 찾아볼까요?"라는 식으로 대답하며 같이 찾아보는 것이 좋습니다. 다른 사람이 물건을 찾아서 치매 환자에게 가져다주면 '저 사람이 훔쳐 갔다가 되돌려준다.'고 생각할 수도 있으므로, 본인이 직접

찾도록 하는 것이 좋은 방법입니다. 나이가 들면서 불안감이 커지는 만큼 돈에 대한 집착이 커지기도 합니다.

치매에 대한 증상 중 이렇게 망상에 대해 이야기하는 이유는 이에 따라 요양보호사와 가족 간에 갈등이 생길 수도 있기 때문입니다. 치매에 걸린 부모님이 망상으로 "요양보호사가 뭘 훔쳐 갔다." 거나 "내 물건을 가져가려고 했다."고 말하면 가족으로서는 요양보호사를 의심하는 경우가 생깁니다. 망상을 이해하고 요양보호사를 신뢰해야 치매에 걸린 부모님을 맡길 수가 있을 것입니다.

도둑 망상 외에도 다른 망상이나 기억장애로 오해의 소지가 생길 수도 있습니다. 제 지인은 인지장애 시어머니를 모시고 살면서 매일 퇴근 후 저녁 식사를 챙겨 드리는데도, 어머니가 본인의 아들에게는 "며느리가 밥을 안 차려줘서 못 먹었다."고 말한다고 합니다. 그러다 보니 가족 간의 오해나 갈등으로 번지는 경우도 생기고요. 요양보호사를 무조건 믿으라는 것은 아니지만, 치매 환자의 말과 행동만 믿고 요양보호사를 잘못 판단하기 전에 치매 증상을 먼저 이해하기 바랍니다.

네
번
째 이
야
기

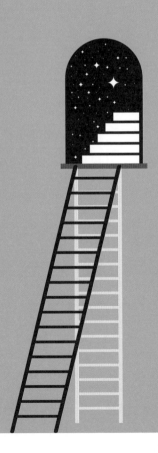

찹쌀도넛과 군고구마

나는 집에서 먼 다른 도시에 있는 고등학교에 진학했다. 부모님은 내가 가까운 고등학교에 진학해서 집에서 편하게 통학하길 바랐다. 그러나 명문으로 꼽히는 고등학교에 진학하고 싶던 나는 계속 고집을 부렸다. "큰 물고기는 큰물에서 놀아야 한다."라고 말하며 부모님을 설득했다. 사실 나는 부모님께 그 말을 했던 게 잘 기억나지 않는데, 엄마는 내가 마흔 살이 될 때까지도 가끔 그 이야기를 하며 빙그레 웃었다. 부모님이 흔쾌하게 허락하지도 않았지만 완강하게 반대하지도 않았기에, 고등학교 지원 마지막 날 결국 내가 원하는 고등학교로 지원서를 제출했다.

그때는 내가 가고 싶은 학교에 다닌다는 사실이 중요했

지, 부모님과 떨어져 살아야 한다는 것은 큰 문제로 여겨지지 않았다. 고등학교를 졸업하고 서울의 대학에 가면서 이후 계속 혼자 살았으니, 중학교 시절이 부모님과 한 집에서 매일 얼굴 보며 같이 살았던 마지막 시간이었다. 그 시간의 소중함을 깨닫기에 나는 너무 어렸고, 독립이 그저 기쁜 사춘기였다.

중학교 3학년까지 만 15년을 부모님의 품에서 같이 살다가 갑자기 홀로 떨어져 사는 느낌은 참 이상했다. 고등학교 첫날, 새벽 일찍 일어나 부모님과 함께 2시간을 차로 달려 입학식에 참석했다. 첫날인데도 입학식만 간단히 하고 끝나는 일정이 아니라, 입학식 후에 바로 수업하고 야간자율학습까지 있었다. 입학식에서 부모님은 나와 간단히 인사하며 헤어지고는 바로 집으로 돌아갔다. 나는 아침부터 저녁까지 꽉 찬 수업과 매일 밤 10시까지 이어지는 야간자율학습에 정신없이 첫 주를 보냈다. 그리고 주말이 되자 버스를 타고 부모님 집으로 갔다. 겨우 일주일만인데도 엄마는 집 밖에서 홀로 사는 딸이 안쓰러운지 주말 내내 뭐라도 더 먹이고 싶어 했다.

"뭐 먹고 싶은 거 있어? 뭐 만들어 줄까? 아니면 치킨 시켜 줄까?"

"엄마, 밥 먹은 지 얼마 안 돼서 나 아직도 배불러."

"그래도 학교에서는 음식 챙겨 먹기도 힘들 텐데, 이것저 것 많이 먹고 가야지."

"먹고 싶은 거 있으면 이따가 말할게요."

예전보다 더 살뜰해진 부모님의 보살핌이 마냥 좋았다. 토요일 밤을 보내고 일요일이 되자 학교로 돌아갈 준비를 했다. 점심을 먹고 짐을 주섬주섬 챙기는데 그때야 부모님 과 헤어진다는 것이 실감 났다. 집을 나서기도 전에 짐을 쌀 때부터 눈물이 줄줄 흘렀다. 내가 어디를 가든 결국 돌아오 는 집은 '엄마, 아빠가 있는 곳'이었는데, 이제 부모님의 집은 내가 들렀다가 떠나가야 할 곳이 되어 버렸다.

나도, 엄마도 서로 애써 외면하면서 우는 티를 내지 않으 려 노력했다. 그러다가 아빠가 잠깐 밖에 나갔다 돌아오더 니 검정 봉투를 내게 툭 내밀었다. 얼핏 봐도 묵직해 보이는 검정 봉투 안에는 찹쌀도넛이 한 봉지 가득 들어 있었다. 고 소하고도 쫄깃하고, 달콤한 찹쌀도넛을 나는 무척이나 좋아했다. 검정 봉투 안에는 찹쌀도넛이 서너 개도 아니고 몇십 개나 들어 있었다. 아마 찹쌀도넛 가게에서 한참 기다리며 모든 도넛을 다 가져와 버린 게 아닐까 싶어질 정도였다. 목이 메어서 많이 먹지도 못하고 그 검정 봉투를 안은 채로 버스터미널에 앉아 하염없이 울었던 기억이 아직도 생생하다.

깔끔한 성격의 엄마는 치매에 걸렸어도 쓰레기를 치우려는 습관이 그대로 남아 있었다. 쓰레기가 생기면 아파트 창문 밖으로 던져 버렸다. 쓰레기통에 넣어야 한다는 생각은 없어지고, 내 눈에서 쓰레기를 치워야 한다는 생각만 남아 있나 보다. 우리가 엄마에게 그러지 말라고 아무리 이야기해도, 엄마는 "뭐 어떠냐?"며 계속 쓰레기를 버렸다. 쓰레기를 버리는 엄마 때문에 이웃 사람들이 언니에게 계속 불만을 표시했다. 언니는 동네 사람들에게 엄마의 상태를 설명하며 양해를 구했다. 사람들은 마지못해 이해하는 척했지만, 그렇다고 엄마의 행동으로 인한 불편함이나 피해가 사라지는 건 아니었다. 시간이 지날수록 사람들의 불평은 커졌고, 엄마와 오래 알고 지낸 사람들조차 엄마를 피하려는 듯이 보였다.

나를 포함하여 모든 형제가 맞벌이여서 엄마를 모실 여건이 되지 않았다. 무엇보다 낯선 환경으로 엄마를 모셔 왔다가 지난번처럼 엄마를 잃어버리기라도 할까 봐 걱정되었다. 엄마가 사는 곳은 우리 가족이 아주 오랜 기간 지냈던 곳이라 엄마가 길을 잃지 않고 익숙하게 다닐 수 있고, 혹시 길을 잃더라도 주위에 엄마를 아는 사람들이 많아서 금방 찾을 수 있는 시골 동네였다. 몇 달 전 병원 진료 차 엄마가 내 집에 일주일 머물렀는데 낯선 환경에 놓인 엄마는 혼자 집 밖에 나가지 않았다. 내가 잠깐 바깥일을 보는 몇 시간 동안에도 엄마는 답답하다며 여기저기 전화를 걸어댔다. 언니에게 전화해서 "나갈 수도 없으니 너무 답답하다."라고 호소하고, 남동생에게 전화해서 "나 좀 데리러 와달라."고 부탁했다.

더 이상 엄마를 혼자 내버려 둘 수 없다는 생각이 나와 언니들의 입에서 나오기 시작했다. 이제 엄마가 혼자 지내는 것은 삶의 질이 문제가 아니었다. 엄마의 안전이 위협받고 있고, 엄마를 혼자 두었다가는 큰일이 날 것 같아 엄마를 요양시설로 모셔야겠다는 생각이 들었다. 그것이 엄마에게 최선일지는 아직도 모르겠다. 그러나 일단 안전하고 식사를 챙겨 먹을 수 있는 환경, 누군가가 24시간 내내 지켜봐 줄 수 있는 환경에서 엄마가 지내야 혹시나 모를 사고를 막고, 엄마의 건강이 더 나빠지지 않을 것 같다고 판단했다.

요양원 입소 전날 엄마를 배웅하기 위해 모든 형제가 한자리에 모였다. 엄마 집에서의 마지막 가족 모임이라는 것을 우리는 알고 있었지만, 엄마는 알지 못했다. 기쁜 표정으로 자식들과 웃음꽃을 피우고 손주의 재롱을 보던 엄마는 일찍 잠이 들었다. 우리는 엄마를 시설로 모셔야 한다는 죄책감과 현재로서는 그게 최선이라는 위로, 엄마에 대한 격정을 밤새 나누며 쉬이 잠이 들지 못했다.

다음 날 엄마와 요양시설 입소에 필요한 코로나 검사를 받고 카페에 갔다. 엄마가 좋아하는 군고구마를 잔뜩 시켜서 많이 드시라고 엄마에게 내밀었다. 죄책감을 덜고 싶은 마음인지 엄마를 챙기는 마음인지 잘 모르겠다. 내가 내민 고구마마저도 너 먹으라며 자꾸 내 입에 넣어 주는 엄마에게 요양시설로 간다는 말은 차마 하지 못했다. "엄마, 요즘 무릎도 아프고 위장도 아프다고 해서 병원에 건강검진 받으러 갈 거예요. 검사가 며칠 걸린다는데 입원해서 검사 잘 받고 계시면 곧 모시러 갈게요."라고 기약 없는 약속만 반복했다. 병원에 간다는 사실도 계속 잊어 버리고 가는 길 내내 "우리 지금 어디 가냐?"라고 묻는 엄마에게 한 마디, 한 마디 꼭꼭 눌러 계속 말했다. 우리가 곧 보러 갈 테니까 너무 걱정하지 말라고.

아빠가 내게 주었던 찹쌀도넛에는 사랑만 있었는데 내가 엄마에게 내민 군고구마는 사랑일까, 나의 이기심일까.

요양시설 입소 시기와 시설 알아보기

《치매의 거의 모든 기록》(웬디 미첼 지음, 조진경 옮김, 문예춘추사, 2022)에서 치매 환자인 저자는 주위 사람들이 기억하냐고 묻거나 기억해야 한다는 말을 하면 더 비참한 기분이 든다고 했습니다.

오히려 혼자 살면 왜 기억이 안 나냐고 물어보는 사람이 없어 마음이 편하다고 말이죠. 치매가 진행되어서 혼자서 밥을 챙겨 먹거나 생활하기가 힘들면 누군가가 돌봐 줘야 한다고 생각했는데, 이 책을 읽고 나서 제 생각이 틀릴 수도 있다는 것을 알게 되었습니다. 혼자 사는 것이 반드시 위험한 것만은 아니며, '혼자 지낼 수 없다.'는 판단은 스스로 내려야 합니다. 치매 환자를 포함하여 나이 든 사람들에게 중요한 것 중의 하나는 남은 인생을 편안하게 사는 것입니다. 그러므로 보호자의 입장에서 독단적으로 결정하기보다 당사자의 의견을 먼저 수렴해야 합니다.

물론 누군가의 도움이 꼭 필요한 상황인데도 치매 환자가 자신의 상황을 잘 판단하지 못하고 혼자 살겠다고 주장할 수 있습니다. 그러나 그런 때에도 충분히 설득하고 이해시키는 과정이 필요합니다. 지금에서야 제가 저희 엄마에게 했던 과정들이 얼마나 서투르고 무지했는지, 그래서 엄마에게 얼마나 상처를 주었을지 느끼게 됐습니다. 이 책을 읽는 여러분은 아쉬움이 남지 않을 방법으로 문제를 풀어나가기를 바라는 마음입니다.

치매 환자인 부모님을 반드시 함께 살면서 돌보는 것만이 정답은 아닙니다. '긴 병에 효자 없다.'는 옛말을 입증하듯, 많은 연구가 치매 간병인에게서 나타나는 수면의 질 저하나 스트레스 등을 보고하고 있습니다. 직장이나 아이 돌봄 등 여러 가지 사정으로 치매에 걸린 부모님을 돌보는 것이 불가능한 경우가 많습니다. 그러니 돌봄을 위해 주간보호센터나 요양시설 등을 적절히 고려하는 것도 필요합니다.

요양시설의 입소 시기에 대해서는 환자의 상태와 가족 돌봄의 가능 여부가 가장 중요한 요인이 될 것 같습니다. 중앙치매센터에서는 아래와 같은 상황에서 시설 이용을 고려하도록 이야기합니다.

1 치매 환자의 생활 안정과 심신 기능의 유지 및 향상이 필요할 때
2 부득이한 사유로 가족의 보호를 받을 수 없어 일시적으로 보호가 필요할 때
3 가족이 더 이상 환자의 일상생활을 도와줄 수 없을 때

4 치매 환자의 망상과 환각 등 심각한 정신행동 증상으로 타인과
   공동생활이 어려울 때
5 치매와 동반된 신체 질환으로 인해 지속적 치료가 필요할 때

요양원에 입소하기로 했다면 최선의 시설을 알아보는 것이 우선
순위일 것입니다. 노인복지시설 현황 발간자료나 이전 장에서 설
명했던 국민건강보험 홈페이지의 장기요양기관 찾기 메뉴를 통해
여러 요양시설을 검색할 수 있습니다. 각 기관의 평가등급과 함께
정원, 인력 현황, 시설현황 등의 정보를 자세히 살펴볼 수 있으니
참고하시면 좋겠습니다.

노인요양시설 중에서도 치매전담형 장기요양기관이 있는데, 일
반요양시설에 치매 노인을 위한 치매전담실이 추가로 설치된 개념
입니다. 시설의 종류가 3가지로 노인요양시설 내 치매전담실, 치매
전담형 노인요양공동생활가정, 주야간보호시설 내 치매전담실, 이
렇게 구성되어 있습니다. 그러나 치매전담기관의 숫자가 많지는
않습니다. 2022년 발표된 노인복지시설 현황을 보면 서울시 기준
으로 노인요양시설은 220곳이지만, 치매전담실이 있는 시설은 14
곳에 불과합니다. 그러니 치매전담실이 있는 시설을 고집하기보다

는 요양시설의 특성이나 위치 등을 고려하여 적절한 시설을 선택
해야 합니다.

다섯번째 이야기

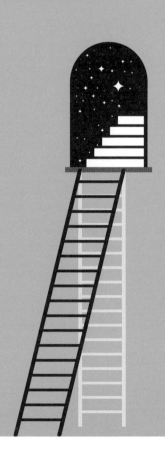

엄마를 입양시키다

11월이었다. 단풍 때문에 길게 늘어선 나무들이 온통 울긋불긋 화려했다. 엄마는 평소에 즐겨 입던 고운 빨간색 외투를 입고 해사하게 웃었다. 우리와 함께 나들이 나온 엄마는 단풍이 예쁘다며 연신 감탄했다. 같이 사진 찍자고 엄마 어깨에 팔을 둘러 자세를 취했다. 엄마도 내게 살짝 기댄 채 카메라 렌즈를 보며 미소를 지었다. 요양원 가는 길에 들른 공원에는 놀러 나온 가족들이 많았다. 저마다 다들 즐거워 보였다. 엄마보다 나이가 훨씬 많아 보이는 호호백발 할머니 한 분이 지팡이를 짚은 채 산책하고 있었다. 70대임에도 흰 머리가 별로 없는 엄마는 재빠른 걸음걸이로 그 할머니를 앞질러 걸어갔다. '저 할머니는 저렇게 지팡이 짚고 걸어 다녀도 본인 집에서 편안히 생활하시겠지? 우리 엄마는 이제 낯선 곳에서 낯선 사람들과 함께 지내야 할 텐데…' 이런 생각을 하다 보니 몸은 엄마보다 덜 건강해도 자신을 스스로 돌볼 수 있는 그 할머니가 부러워졌다.

엄마의 요양원에 가는 길은 도로 양쪽으로 벚꽃 나무가 늘어서 있다. "엄마, 여기 길 양쪽이 다 벚꽃 나무네. 봄 되면 벚꽃 많이 피어서 엄청 이쁘겠다. 내년 봄에 여기 꽃구경하러 옵시다." 하며 애써 밝은 목소리로 엄마에게 말을 걸었다. 나들이 나와서 기분이 좋은 엄마는 "응, 그러자."라며 시원스레 대답했다. 산책을 좋아하는 엄마를 위해 일부러 예쁜 정원이 있고 경치가 좋은 요양원으로 골랐다. 산 중턱에 자리 잡은 요양원이라, 꼬불꼬불한 국도를 타고 한참 가야 했다. 좁고 구부러진 길을 따라 요양원에 가까워질수록 내 마음도 구불구불 어지럽고 복잡하다.

"엄마를 요양원에 모셔다 놓고 혼자 돌아오는 길에 네 마음이 너무 안 좋을 것 같다."라며 언니가 같이 가자고 했다. 굳이 휴가까지 쓰면서 올 필요 없다고 언니에게 손사래 쳤지만, 막상 엄마를 모시고 가는 동안에는 언니가 함께 있어

참 다행이라는 생각이 들었다. 엄마와 가는 이 길을 다시 혼자 돌아와야 했다면 눈물이 났을 것 같다.

요양원에 도착한 후 엄마와 함께 요양원 앞마당의 정원을 서너 바퀴 돌았다. 엄마가 요양원의 정원을 마음에 들어 했으면 좋겠다. 그러면 엄마를 두고 가는 내 마음이 조금 덜 무거우려나. 늦가을이라 정원에 예쁜 꽃이 많지 않고 낙엽만 가득해서 못내 아쉽다.

정원을 뱅뱅 돌다가 무거운 걸음으로 요양원 문을 향했다. 엄마는 요양원 건물을 바라보며 여기는 뭐 하는 곳이냐고, 우리가 여기 왜 들어가냐고 물었다. 엄마가 요즘 몸이 안 좋아서 병원에 건강검진 받으러 온 거라고 설명했다. 엄마는 많이 아프지도 않은데 뭐 하러 병원에 왔냐며 귀찮은 기색을 내비쳤다. 우리가 요양원 내부로 들어서자 상담 때 얼굴을 익힌 직원이 반갑게 맞아 주었다. 요양원의 직원이 엄마에게 밝게 인사하며 엄마가 머무르실 방으로 모시고 가겠다고 했다. 이렇게 제대로 인사할 시간도 없이 바로 헤어질 줄 몰랐기에 나와 언니는 약간 당황했다. 엄마에게 "입원해서 건강검진 받고 계시면 검진 끝나고 다시 모시러 오겠다."

고 했다. 건강검진을 하는 것도 내키지 않은데 낯선 곳에 혼자 남겨지기까지 한 엄마는 기분이 좋지 않은지 마뜩잖은 표정을 지었다. 금방 오겠다고 다시 약속하며 엄마를 꼬옥 안았지만, 엄마는 잔뜩 찌푸린 얼굴로 요양보호사를 따라 휙 가버렸다.

순식간에 엄마와 헤어진 우리는 어쩔 줄 몰라 우두커니 서 있었다. 요양원에서는 아무것도 가져올 필요가 없다고 했지만, 그래도 새로 산 엄마 속옷과 엄마가 자주 입는 실내복 등을 챙겨왔다. 엄마 옷가지와 엄마가 드실 간식을 요양원 직원에게 건넸다. 요양원 직원이 "너무 걱정하지 마세요. 저희가 잘 돌봐 드릴게요."라고 건네는 위로에 왈칵 눈물이 났다.

문을 나서서 3층짜리 요양원 건물을 올려다본다. 엄마가 머무를 방은 2층 어딘가라고 했다. 나란히 늘어선 창문 중 어디쯤일까 생각하며 엄마를 찾아보려 했지만, 엄마의 흔적은 보이지 않는다. 창문으로 엄마가 보이면 손 흔들어 인사한 채 가벼운 마음으로 떠날 수 있을까. 오히려 엄마가 보이면 떠날 수가 없을 것 같다. 이 건물 어딘가에 엄마가 있다.

가족도, 친구도, 아는 이 하나 없는 곳에 엄마가 있다. 그런데도 엄마를 혼자 두고 가야 한다. '다시 들어가서 엄마를 모시고 우리집으로 갈까?' 하는 마음 반, '당장 내일 아침 엄마를 혼자 둔 채 어떻게 출근하고 아이를 챙기나.' 하는 마음 반, 현실적인 대안이 없다는 생각에 한숨을 쉬며 차에 올라 집으로 향한다. 불과 한 시간 전에 엄마와 왔던 길을 이제 엄마 없이 돌아간다. 엄마와 멀어지는 만큼 무거운 침묵이 차 안에도, 가슴에도 내려앉는다.

엄마, 아빠는 두 분이 자식 넷을 키웠는데 아빠가 돌아가시고 혼자 남은 엄마를 어찌 자식 넷이서 키우지를 못할까. 부모는 자식을 못 버려도 자식은 부모는 버린다더니 우리가 딱 그 꼴인 듯하다.

요양시설 선택 기준

치매 증상이 심해지면 어느 순간 요양시설 입소를 고려하기도 합니다. 가족 구성원이 치매 환자를 돌볼 여건이 되지 않는 일도 있지만, 치매의 특성상 다양한 증상을 보이므로 전문적으로 훈련받은 사람들의 돌봄이 필요한 일도 있기 때문입니다.

그럼 어떤 요양원을 선택해야 할까요? 저의 경우 처음 요양원을 고를 때의 선택 기준은 넓은 공간과 산책할 정원을 갖춘 곳이었습니다. 엄마가 배회 증상이 심했기 때문에 돌아다닐 공간이 넓으면 좋겠다고 생각했기 때문입니다. 그러나 이후 요양원을 옮겨야 했을 때는 환자 대비 직원이 많은지, 소규모로 운영되어 엄마가 세심한 돌봄을 받을 수 있는지를 살펴보았습니다.

모든 사람에게 가장 좋은 요양원은 없습니다. 각자의 건강 상태, 요양원에서 중점을 두는 사항, 거리에 따라 적절한 요양병원을 선택하는 것이 좋습니다.

첫 번째, 가족들이 자주 찾아갈 수 있는 요양원을 고르세요. 대개의 요양원은 미리 면회 시간을 예약해야 하지만 면회 횟수 제한은 없습니다. 그러니 자주 찾아뵐수록 좋겠지요. 아무리 시설이 좋은 요양원이라도 멀어서 자주 가지 못하는 것보다는, 가족들이 부담 없이 자주 찾아가 이야기를 나누고 상태를 살필 수 있는 요양원을 추천합니다.

두 번째, 조금 더 객관적인 정보를 원한다면 요양원의 평가등급을 참고하세요. 건강보험공단에서는 모든 요양시설을 3년에 한 번씩 평가하는데, A~E등급으로 평가 결과가 나옵니다. A등급은 최우수, B등급은 우수, C등급은 양호, D등급은 보통 그리고 E등급은 미흡입니다. 이 평가등급은 기관관리나 인적자원 관리를 포함하는 '기관 운영' 항목, 시설관리나 위생관리, 안전관리를 포함하는 '환경 및 안전' 항목, 입소자 및 가족에 대한 정보 제공, 노인 인권 보호 등을 포함하는 '수급자 권리 보장' 항목, 돌봄 계획, 청결, 식사, 의료돌봄 등의 '급여 제공 과정' 항목, 돌봄으로 인한 환자 상태 현황, 만족도 등의 '급여 제공 결과' 항목에 근거하여 산출됩니다. (출처: 보건복지부 '장기요양기관 평가방법 등에 관한 고시')

요양시설의 평가등급은 노인장기요양보험 사이트의 검색서비스에서 조회할 수 있습니다. 다만 등급 평가 결과는 실제로 환자에게 제공되는 돌봄 서비스 외에 여러 행정절차까지도 반영되는 것이니, 반드시 A등급을 고집할 필요는 없다고 생각됩니다. 실제로 저희 어머니가 계신 요양시설은 B등급이지만 열심히 돌봐 주신다고 느껴져서 굉장히 만족하고 있습니다.

세 번째, 요양시설의 인력구조나 시스템을 살펴보세요. 규모가 큰 요양시설이 상대적으로 더 체계적인 시스템과 다양한 인적 구조를 가지고 있겠지만, 오히려 소규모의 요양시설에서 더 집중적인 돌봄이 가능할 수도 있습니다. 그러니 입소자의 숫자와 요양보호사 등의 인력, 1인당 돌보는 환자 수, 사회복지사나 간호사 등은 몇 명이나 있는지 또한 입소 과정이나 환자 돌봄, 진료 및 처방 등의 시스템이 어떻게 구성되어 있는지 등도 확인해야 할 사항입니다.

네 번째, 입소 전 방문 상담을 받으면서 시설을 둘러보세요. 채광은 잘 되는지, 시설 내에서 퀴퀴한 냄새가 나서 청결도가 의심되지는 않는지, 식사는 균형 있게 잘 나오는지, 배회 증상이 있는 치매 환자의 경우 산책할 수 있는 공간이 있는지 등을 살펴보길 바랍니다. 또한 건물의 구조나 방 배치상 요양보호사들이 환자 상태를 쉽게 파악하고 접근 가능한지도 중요합니다. 사생활 보호를 위해 1인실이나 폐쇄적인 공간을 선호하는 어르신도 있지만, 치매 환자의 경우 요양보호사가 한눈에 환자의 위치와 상태를 파악할 수 있도록 오픈된 구조가 좋습니다.

다섯 번째, 비용을 비교해 보세요. 장기요양급여 심사 결과 시설급여 등급이 나온다면 일정 부분 국가지원을 받게 되므로 개별 환자가 부담하는 비용은 시설마다 크게 다르지 않습니다. 장기요양보험에서 지원되지 않는 비급여 항목의 비용은 대개 식사비가 차지하는데요, 시설마다 조금씩 차이가 있습니다. 촉탁의에 의한 검진 및 처방, 약제비도 환자가 부담해야 하는 비급여 항목입니다.

여섯 번째, 요양시설의 프로그램이 다양하게 잘 운영되는지 확인해 보세요. 요양시설마다 그림 그리기, 노래 교실 등 환자가 참여할 수 있는 프로그램들을 운영하고 있습니다. 또한 명절이나 계절에 맞춰 김장하기, 송편 만들기, 설날 행사 등의 프로그램을 제공하기도 합니다. 이러한 프로그램들이 얼마나 자주 그리고 다양하게 제공되는지를 살펴봐야 합니다. 환자가 지루하지 않고 즐겁게 지낼 수 있도록 프로그램을 신경 쓰는 곳이라면, 환자의 건강과 안전을 위해서도 노력하는 곳일 확률이 높기 때문입니다.

젊은 사람에게도 그렇지만, 특히 어르신은 낯선 곳에 입소하여 지낸다는 것이 큰 스트레스일 것입니다. 또한 치매 환자에게는 잦은 환경의 변화가 좋지 않은 영향을 미칠 수도 있습니다. 그러므로 시설 입소 전에 여러 요양시설을 꼼꼼히 둘러보고 살펴보고 결정해야 합니다. 남들에게 좋은 시설이 꼭 나에게도 좋은 시설인 것은 아니니까요.

3

나와 엄마에게 남은 시간

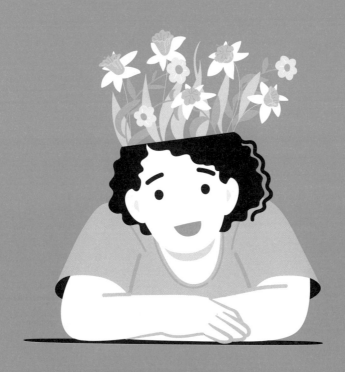

첫
번
째 이
야
기

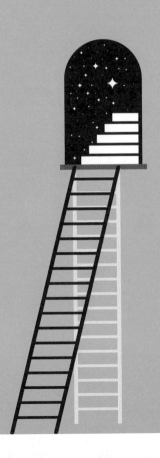

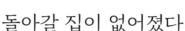

돌아갈 집이 없어졌다

눈 뜨면서부터 잘 때까지 컴퓨터 게임을 해대는 우리 아들. 사춘기가 되면서 입이 거칠어지더니 게임을 하다가 잘 안 되면 상대방에게 혼잣말로 욕도 한다. 그런데 상대 게이머에게 우리 아들이 쓰는 욕은 "X발" 같은 게 아니라 "배냇병신", "엄마 없는 놈"이라는 단어였다. '배냇~' 하면 '배냇웃음', '배냇저고리' 같은 귀엽고 앙증맞은 이미지가 떠오르는데 '배냇병신'이라니…. 예상을 뛰어넘는 참신한 단어에 '저런 욕은 도대체 누가 만드나.' 싶어 어이가 없으면서도 피식 웃음이 새어 나왔다.

'엄마 없는 애', '애비, 애미도 없는 자식'이라는 표현이 사람들이 욕할 때 항상 입에 오르내리는 것을 보면 부모의 존

재가 자식에게 참 중요하다는 생각이 든다. 언젠가 식당에서 음식이 나오기를 기다리며 엄마와 통화를 했는데, 반찬을 가져다주던 식당 아주머니가 부러운 목소리로 말했다. 엄마가 있어서 좋겠다고, 본인의 엄마는 자신이 중학생일 때 돌아가셔서 친정엄마와 통화하는 사람을 보면 부러워서 눈물이 난다고 말이다. 그때는 안타까운 마음으로 듣고 넘겼는데, 엄마가 아픈 후로는 자꾸 그날의 기억이 떠오른다. 나를 부러워하던 아주머니의 마음과 "엄마가 있어서 좋겠다."라는 말의 무게를 실감하게 되었다.

외할아버지가 돌아가시고 나서 오랫동안 혼자 생활하시던 외할머니는 치매 증상이 심해져서 요양원에 들어가셨다. 시골에 있던 외가는 전혀 관리하지 않아 폐가가 되어 버렸다. 한 번은 추억 놀이 겸 엄마의 기억에 도움이 되고자 엄마와 함께 외가에 들렀다. 마당에는 풀이 우거져서 길을 찾을 수가 없는데 정작 방 안은 외할아버지, 외할머니가 잠깐 외출한 것처럼 예전 그 모습 그대로였다. 먼지가 조금 쌓였을 뿐 빛바랜 전화기도, 벽에 걸린 가족사진도 여전했다.

작은 방에서는 사촌들이랑 옹기종기 모여 TV를 보던 기억, 안방에서는 설날에 나란히 서서 세배하고 세뱃돈을 받던 순간들, 부엌에서 숙모들이 분주히 음식을 준비하던 모습들이 생생히 떠올랐다. 집 안의 풍경은 달라진 거 하나 없이 그대로인데 사람들만 사라져 버린 모습이 아쉬우면서도 비현실적인 느낌이랄까. 마치 항상 학생들이 북적이던 학교가 주말에 텅 비었을 때, 혹은 코로나 락다운으로 사람 하나 얼씬거리지 않는 거리를 보았을 때와 같은 낯섦과 이질감, 거기에 그리움이 더해져 복잡 미묘한 감정이 되었다.

작년에 엄마의 상태가 걱정스러워 집에 CCTV를 설치했다. 카메라 렌즈를 통해서라도 익숙한 우리집을 보고 있자면 마음이 몽글몽글해졌다. TV를 보기도 하고, 화분에 물을 주기도 하고, 훌라후프를 돌리기도 하는 엄마의 모습을 CCTV로 보고 있으면 안심이 되면서 포근한 미소가 입가에 떠올랐다. 엄마를 요양원에 모신 이후 텅 비어 버린 집을 보면 외할아버지, 외할머니의 흔적이 그대로인 외가의 풍경이 겹쳐 보인다. 곱게 개켜진 이불만 한쪽에 남은 채 비어 있는 엄마의 침대만큼이나 마음이 허전해진다. 베란다 창문으로 들어오는 햇빛은 시간에 맞춰 밝아졌다 어두워지는데, 집

안은 공기조차 움직이지 않고 시간이 멈춰 버린 것 같다.

　침대와 거실 소파에 항상 앉아 있던 엄마, 아빠는 이제 더 이상 보이지 않는다. 때로 내 몸과 마음이 힘들 때면 달려가서 볼 수 있는 엄마, 아빠가 있다는 것만으로 힘이 되었는데, 이제 나에게 엄마, 아빠라는 울타리가 다 없어져 버린 것 같다.

　시설로 엄마를 모신 지 벌써 반년이 지났다. 더 미루는 건 의미가 없을 것 같아 엄마 집을 정리하기로 했다. 사실 이제 엄마는 혼자 생활이 불가능하다. 지금 사는 집으로 다시 돌아올 일이 없다는 뜻이다.

　부모님은 지금의 집에서 가장 오랜 기간을 사셨다. 엄마, 아빠가 늦게까지 가게에서 일하다가 밤늦게 피곤한 얼굴로 돌아오시던 곳, 일을 그만두신 후 낚시에 빠진 아빠가 새벽마다 낚싯대를 둘러메고 살금살금 나가시던 곳, 남자친구가 날 만나러 집 앞으로 왔다가 딱 걸려서 바로 남자친구를 들켰던 곳, 명절마다 다 같이 고스톱을 치며 타짜인 아빠에게 돈을 잃고 술잔을 기울이던 곳, 오랜만에 집에 내려가면 낯가림에 내 아이가 울어대도 "아이고, 시끄러운 우리 벌통 왔네." 하며 두 팔 벌려 반겨 주시던 곳, 병환으로 밖에 나가기 힘들어진 아빠가 항상 창가에서 서성서성 밖을 내다보던 곳, 엄마가 매일 물을 주며 가꾸던 화분의 꽃들이 거실 한쪽을 화사하게 밝히던 곳, 부모님의 리마인드 웨딩사진부터 우리의 가족사진, 손주들의 돌사진으로 한쪽 벽에 빼곡하게 사랑이 넘치던 곳, 지금의 부모님 집은 물건 하나하나에도 많은 추억과 이야기가 담긴 곳이다.

그런 공간을 비우고 물건을 정리해야 한다는 게 엄마와의 이별을 준비하는 과정 같았다. 한편으로는 아빠가 급작스럽게 돌아가신 후 울면서 아빠 물건을 정리하던 과정이 생각이 나서 '엄마가 돌아가신 후 집을 정리하는 것보다 그래도 살아계실 때 정리하는 게 마음이 덜 힘들지 않을까.' 싶기도 했다.

엄마가 오래 살면서 가꾸던 집이니 정리하기 전에 마지막으로 엄마가 집을 한 번은 둘러봐야 할 것 같았다. 요양원에 외박을 신청하고 엄마를 모시고 나와 집으로 향했다. 집에 와서 엄마에게 여기가 어디냐고 물으면 "엄마 집"이라고 말하지는 않는다. 그러나 엄마 집이라고 명확하게 인지하지 않아도 스스럼없이 편안한가 보다. 내 집이나 언니 집에 있을 때면 자꾸 "언제까지 여기 있을 거냐."고 묻거나 "집에 가자."고 재촉했는데, 엄마 집에서는 "집에 가자."는 말 한마디 없이 편안하게 앉아 있었다. 또 낯선 곳 혹은 언니 집에서는 수시로 화장실 가고 싶다며 화장실이 어디 있는지 물었는데, 엄마 집에서는 화장실이 어딘지 묻지 않고 혼자 알아서 잘 찾아갔다.

몸에 꼭 맞는 옷처럼 오랜 시간 엄마가 여기 살면서 엄마와 이 집은 서로에게 딱 맞는 공간이 되었다. 이렇게 엄마에게 익숙한 공간을 이제 정리하려니 마음이 착잡했다. 엄마가 인지가 있었다면 얼마나 속이 상했을까. 밥을 차려 먹고 저녁에 다 같이 둘러앉아 도란도란 이야기를 나누면서도, 이제 이 집에서 엄마랑 같이 밥 먹고 이야기하는 시간이 마지막이라는 생각에 우리의 대화 끝에는 눈물이 어렸다. 나이가 들어간다는 건 세상에 남겨 놓은 삶의 흔적들이 더 많아지는 거로 생각했는데, 어쩌면 세상에서 그 사람의 흔적이 조금씩 지워지는 건지도 모르겠다.

✿

지금의 부모님 집은 물건 하나하나에도

많은 추억과 이야기가 담긴 곳이다.

그런 공간을 비우고 물건을 정리해야 한다는 게

엄마와의 이별을 준비하는 과정 같았다.

요양시설 입소 전 챙길 것

요양시설에 입소할 즈음이면 치매 환자가 신체적으로나 정신적으로 이전과 많이 다른 상태일 겁니다. 요양시설의 입소를 앞두고, 치매 환자의 가족이 알아 두면 좋을 사항을 적어 보았습니다.

① 치매 환자의 안전을 고려하라

요양시설에 들어갈 때까지 무엇보다 중요한 것은 치매 환자의 안전입니다. 저희는 엄마를 혼자 두는 게 불안해지면서 집에 CCTV를 설치했습니다. 처음에는 옆에서 챙길 수 있는 사람이 필요한 상황인데, '단순히 엄마를 보기만 하는 CCTV가 유용할까?' 하며 반신반의했습니다. 그러나 엄마가 전화나 문자를 잘 확인하지 않으면 걱정이 됐습니다. 이전에 길을 잃어버린 적도 있기에 '엄마가 저녁에 혼자 운동을 나갔다가 길을 잃으면 어쩌나.' 불안하기도 했고요. CCTV로 엄마가 집에 잘 계신다는 것을 확인하는 것만으로 크게 안심이 되었습니다. 요양시설 입소 전에 치매에 걸린 부모님이 혼자 거주하는 상태라면 CCTV로 자주 상태를 확인하는 것이 도움이 됩니다.

② 치매 환자가 아끼던 물건을 챙겨라

대부분 요양시설은 입소 시 옷이나 속옷, 신발 등의 구비를 요구하지 않았습니다. 처음에는 요양시설에 입소해도 엄마가 외출이나 외박할 때 입을 옷이 필요하다고 생각해 엄마 옷을 모두 모아 두었습니다. 그러나 막상 시설에 입소하니 외박할 기회도, 엄마 옷을 입을 기회도 생각보다 많지 않았습니다. '차라리 엄마가 아끼던 옷을 요양원에 보내서 엄마가 기억이 남아 있을 때 그 옷들을 실컷 입게 했으면 좋았겠다.'는 생각도 했습니다.

요양시설에 입소할 때 엄마 휴대폰 속에 가족사진, 엄마의 추억 사진을 많이 넣어 두었습니다. 심심할 때 보면서 오래 기억하기를 바라는 마음에서요. 그러나 엄마가 점점 휴대폰도 챙기지 않게 되자, 나중에는 가족사진을 크게 인화하고 코팅해서 엄마 침대 옆에 놓아달라고 했습니다. 치매 환자가 요양시설에 입소할 시에는 평소 아끼던 물건이나 가족사진 등 기억에 도움이 되는 것들을 같이 챙겨서 보내는 것이 좋습니다.

③ 익숙한 물건을 갖춰 두어라

치매 증상이 심해질수록 새로운 것을 거부하고 익숙한 것을 찾으려는 증상이 심해집니다. 저희 엄마도 요양원에 입소할 즈음 휴대폰이 고장이 나 새것으로 사 드렸는데, 휴대폰의 모양이 다르니 계속 자신의 휴대폰이 아니라며 짜증을 냈습니다. 예전 휴대폰이 단종되어 같은 모델을 구할 수 없었는데 다행히 휴대폰 케이스를 비슷한 것으로 구해 엄마를 설득할 수 있었습니다. 옷, 신발, 휴대폰 케이스 등 치매 환자가 아끼고 계속 써야 하는 물건이라면 향후 대체할 수 있도록 같은 것을 몇 개 갖춰 두는 것도 좋습니다.

④ 금융 업무를 처리하라

요양원 입소는 물론이고 치매 증상이 심해지기 전에 미리 처리해야 할 것이 바로 금융 업무입니다. 계좌이체 등록 및 해지, 계좌 정리 등 본인의 동의가 필요한 금융 업무 처리는 미리 해 두는 게 좋습니다. 저희는 엄마의 요양원 입소 이후 엄마 통장에서 매달 자동이체로 나가는 친목 모임 회비 납부를 해지하려고 했는데 본인이 직접 와야 가능하다고 하더라고요. 엄마 계좌에 있는 돈을 가족 회비로 이체하여 관리하려 했지만, 이체 한도를 변경하는 것 역시 본인 인증 때문에 처리하기가 힘들었습니다. 유산상속과 같은 중요한 문제도 마찬가지입니다. 치매 환자가 인지가 있을 때 처리해야 당사자의 의향을 반영할 수 있는 것은 물론이고, 가족 간에도 향후 문제가 없을 것입니다. 그러므로 본인 인증이 필요한 업무는 부모님이 인지가 있을 때 미리 처리해 두는 것이 좋습니다.

⑤ 필요한 복지 용구를 구입하라

장기요양급여의 재가급여 종류 중 복지 용구 급여가 있습니다. 복지 용구 급여는 일상생활·신체활동 지원 및 인지기능의 유지·기능 향상에 필요한 용구를 구입하거나 대여할 때 일정 부분을 지원받는 것인데요, 목욕의자, 미끄럼방지용품, 욕창예방방석, 지팡이, 요실금팬티 등이 포함됩니다. 복지 용구 급여는 노인장기요양보험 대상자 중 재가급여 대상자에게만 제공됩니다. 저희 엄마가 요양원에 입소한 후 움직임이 줄어들자 욕창예방 매트리스가 필요하게 되었는데 시설급여 이용자라서 복지용구 급여를 받지 못했습니다. 시설 입소하기 전 재가급여 상태일 때 필요한 복지 용구를 구입해 두는 것도 좋을 것 같습니다.

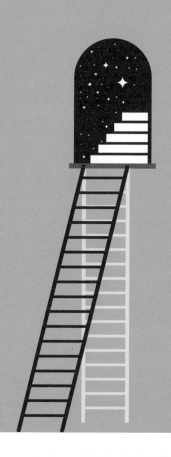

두 번째 이야기

삶의 흔적이 사라져 간다

아빠가 돌아가신 후 사망신고를 하며 아빠의 휴대폰을 해지했다. 그러나 내 휴대폰 속의 아빠 번호는 아직도 지우지 못했다. 내 휴대폰에서조차 아빠라는 이름이 없어지면 아빠가 세상에서 완전히 사라지는 것 같았다. 아빠의 예전 전화번호라도 오래 간직하며 아빠를 기억하고 싶었다. 그러다 아빠 휴대폰을 해지하고 몇 달 후 아빠 번호로 되어 있던 카카오톡의 프로필 사진에 낯선 사람의 사진이 뜨자 마음이 쿵 내려앉았다.

엄마의 휴대폰을 해지했다. 엄마가 요양시설에 처음 들어갔을 때는 우리와 통화를 해 놓고도 금방 잊어 버려 계속 전화를 해대는 통에 아무것도 할 수가 없었다. 그런데 입소 후 몇 달이 지나자 어느 순간부터 엄마는 전화를 걸지도, 받지도 않았다. 핸드백 형태의 휴대폰 케이스를 사서 엄마의 휴대폰을 넣어 주며 목에 항상 걸고 다니시라고 했다. 그러나 이제 엄마는 휴대폰을 챙겨야 한다는 생각도 못하나 보다.

요양보호사가 "엄마가 휴대폰을 아무 데나 놓고 다니시고 관리가 안 돼요. 자녀분들이 휴대폰을 가져가시는 게 좋겠어요."라고 했지만, 엄마에게 언제든 연락할 방법이 사라진다는 생각에 휴대폰 해지가 망설여졌다. 또 '엄마의 친구들이 엄마에게 전화라도 할 수 있어야 하지 않을까.' 싶었으나, 이제 엄마는 친구가 전화해도 누구인지 기억하지 못한다. 통화를 자주 못하더라도 엄마가 우리의 카톡 메시지를 보고, 휴대폰의 사진을 보기를 바랐다. 그러나 엄마는 이제 메시지를 확인하지도, 휴대폰의 사진을 보지도 않는다. 6개월도 안 되는 사이에 엄마는 휴대폰 사용법을 다 잊어 버렸나 보다. 우리는 요양원을 통해서 계속 엄마와 연락할 수 있지만, 엄마의 친구들이나 지인들은 이제 엄마에게 연락할 방법이 없을 것이다. 엄마의 인간관계는 이제 가족밖에 안 남은 것 같다.

엄마의 친한 친구가 얼마 전에 엄마가 계신 요양원에 면회를 왔다. 요양원에 면회를 신청하고 엄마를 기다리는 동안 친구가 요양원 직원에게 물어봤단다.

"김금임 씨는 요즘 상태가 어떠세요? 좀 괜찮든가요?"

"… 아니요. 많이 안 좋으세요. 점점 더 안 좋아지고 있고요."

곤란한 표정으로 대답하는 직원의 말을 듣고 친구는 나오려는 눈물을 겨우 참고 있었다. 그러다 복도 끝에서 직원의 손에 이끌려 나오는 엄마를 보자 눈물이 터졌단다. 친구는 한걸음에 복도를 달려가 맞은편에서 걸어 나오는 엄마를 끌어안았다. "아이고, 이 사람아. 자네가 왜 여기 있는가? 나랑 운동 다녀야 하는데 왜 여기 이러고 있는가?" 하며 우는데, 엄마는 친구를 멀뚱멀뚱 쳐다보며 생소하게 대했다고 했다. 낯선 이처럼 데면데면 대하는 엄마를 보고 갑자기 머쓱해져서 눈물이 쏙 들어갔다고, 쓸쓸하게 웃으며 우리에게 이야기를 전했다. 매일 같이 운동 다니고, 맛있는 것도 먹으러 다니고, 게이트볼 대회도 같이 나갔던 절친인데 자신을 완전히 잊어버린 듯한 엄마를 보고 서운하기도 하고 속상하기도 했다고 했다. 친한 친구조차 기억하지 못하는 엄마는 엄마대로, 하나둘씩 주위에서 친구들을 떠나보내는 엄마의 친구는 친구대로 많이 외로울 것 같다.

예전에는 조문을 가서 지인을 위로할 때 '슬프겠다.'는 생각이 들었다. 막연히 내가 간절히 바라던 일이 실패했을 때, 혹은 친한 친구나 연인과 헤어졌을 때처럼 그저 많이 슬플 거로 생각했다. 그러나 나의 아버지가 돌아가신 이후에는 상을 당한 사람이 얼마나 슬프고 황망할지 감정이입이 된다. 남의 장례식장에 가서 지인을 위로하다 내가 울고 오기도 한다. 부모를 여의고 앉아 있는 상주의 모습에서 과거 내 모습이 겹쳐 보이기 때문이다.

최근 가까운 친구가 부친상을 당했다. 장례식장의 낯선 풍경 가운데 익숙한 얼굴의 친구가 서 있었다. 아버지가 오랜 병환으로 고생하시다 돌아가셨으니 이제는 편하실 것 같다며 차분한 얼굴로 친구가 말했다. 이번에는 나도 울지 않고 친구를 잘 위로하고 왔다. 어쩌면 이제 주변 지인들의 이별도, 우리 아빠의 부재도 조금씩 익숙해지나 보다.

엄마가 새로 옮긴 요양원은 내가 사는 곳과 2시간이나 걸리는 곳이다. 옮기기 이전의 첫 요양병원은 내가 사는 도시에 있었고, 나 외에 언니나 동생이 주말에 엄마를 보러 오기에 거리가 멀었다. 두 번째 요양원은 거리도 먼 데다 엄마가 입소한 직후 코로나에 걸려 격리하는 바람에 한동안 찾아가 보지 못했다. 엄마를 몇 주째 못 봐서 마음은 걱정스럽고 미안한데, 한편으로는 주말 내내 쉴 수 있어 몸이 편하다. 전화할 때마다 자식들한테 '언제 오냐.'고 묻는 엄마를 걱정하면서도, 여유로운 주말을 보내는 나에게 죄책감도 느껴진다.

'긴 병에 효자 없다'는데 갈수록 시간과 일정을 핑계로 엄마를 덜 챙기고 부담스러워할까 걱정이다. 사춘기인 아이가 나와 거리를 두려 하는 게 섭섭해서 아이 주위를 괜스레 뱅뱅 맴돌다가, 멀리 낯선 곳에서 오늘도 혼자 잠들 엄마가 생각나 콧날이 시큰해진다.

치매 환자의 인간관계 유지 및 정리

① 치매 증상이 심해질수록 사회적으로 고립되기 쉽다

저희 아빠가 돌아가신 이후부터 엄마가 혼자 지내시긴 했지만, 저희는 엄마의 외로움을 많이 걱정하지 않았습니다. 친구들과 운동하고 산책도 하고 여행도 다니며 바쁘게 지내셨거든요.

그런데 언젠가부터 낮에도 엄마가 집에 혼자 있는 시간이 많아졌습니다. 같은 말을 반복하고 상황에 적절히 대응하지 못하는 엄마를 사람들이 피하기도 하고, 엄마 역시 같이 어울리기 불편해한 것 같았습니다. 치매 환자는 기존의 모임이나 사회적 관계를 유지하는 데 어려움을 느낄 수 있습니다. 어떤 문제나 고충이 있는지 헤아려 주고, 가능한 범위 내에서 도움을 주는 방법을 고민해 보기를 바랍니다.

② 치매 환자가 어울릴 수 있는 사회활동이나 모임을 알아보자

인지가 떨어지더라도 참여할 수 있는 모임이나 활동이 있었는데, 엄마는 기존의 모임이 줄어든 만큼의 시간을 오롯이 혼자 보냈을 것을 생각하니 마음이 아팠습니다. 치매 환자의 인지능력이 줄어들면 그에 맞는 새로운 역할을 부여하면 됩니다. 예전에 비해 할 수 있는 것이 줄어들었다고 해서 사회생활을 줄이거나 집 안에서 홀로 보내게 하지 마세요. 줄어든 능력에 맞은 모임이나 활동으로 대체해야 치매의 진행을 늦추고 치매 환자의 신체적·사회적능력도 오래 유지할 수 있습니다.

③ 시설에 입소한다면 지인이나 친구들과 인사할 수 있는 시간을 마련하자

요양원 입소 이후에는 친구나 친척, 지인 등 사회적 관계가 거의 끊어지게 됩니다. 저희는 엄마가 요양원에 입소하더라도 종종 외출하여 엄마 집으로 가면 친구들을 만날 수 있을 거라 기대했습니다. 그러나 치매가 진행되며 인지능력이 떨어지고 건강 상태가 악화되자 엄마 집에 가는 것도 쉽지 않았고, 엄마가 지인들을 만나도 알아보지 못했습니다. 나중에 아쉽지 않도록 그리고 기억이 남아있을 때 치매에 걸린 부모님에게도 그리고 주변 친구들이나 지인들에게도 인사 나눌 수 있는 시간을 마련하는 것이 좋습니다.

세
번
째
이
야
기

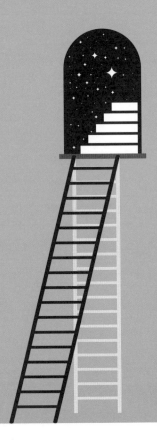

결국은 똥을 쌌다

　지난 주말은 아빠 제사였다. 엄마를 모시고 오랜만에 온 가족이 모두 모여 왁자지껄 이야기를 나누고 있자니, 예전처럼 함께 명절을 보내던 시간이 떠올랐다.

　엄마가 평소 잠자는 시간이 되자 방에 이부자리를 깔았다. 낯선 방에서 혼자 누워 있는 것을 불안해하길래 내가 옆에 누워 엄마를 토닥였다. 방 안에 엄마와 가만히 누워 있는데 거실에서 언니들과 형부, 조카들이 야식을 먹으며 이야기를 나누는 소리가 들려왔다. 재미있는 이야기라도 하는지 하하 호호 웃음소리가 끊이지 않았다. 언니와 형부가 준비한 야식 냄새가 솔솔 맛있게 났다. 얼른 엄마가 잠들어서 나도 거실로 가서 같이 놀고 싶었다. 그런데 엄마는 막상 자리

에 누우니 눈이 초롱초롱해져서 쉬이 잠들 모양새가 아니었
다. 불을 끈 어둠 속에서 엄마가 천장을 한 바퀴 둘러보거나
가끔 불안한 듯 큰 숨을 내뱉는 것이 느껴졌다.

"엄마, 얼른 주무셔. 안 피곤해?"

"잠이 와야 말이지. 잠도 안 온다."

"눈을 감아야 잠이 오지. 눈 감고 있어 봐."

자꾸 불안한 듯 방 안을 둘러보는 엄마의 눈꺼풀을 가만
히 손으로 가리며 얼른 주무시라고 했다.

다음 날 아침, 엄마는 늦게까지 잤다. 요양시설에서는 이
미 일어나서 식사도 했을 시간인데 다른 식구들이 조용히 자
고 있으니 계속 잠을 청했나 보다. 내가 중간중간 확인할 때
도 엄마는 여전히 눈을 감은 채였다. 9시가 되자 보다 못한
내가 엄마를 깨웠다. 아침 식사할 시간이 한참 지났는데 배
고프지 않냐며 식사하자고 했다. 아침을 다 드신 엄마는 피
곤한지 주위를 둘러보며 이 집에 누울 데도 없냐고 물었다.
지난밤 엄마와 내가 잤던 방으로 다시 모시고 가서 피곤하면
더 누워 계시라고 했다. 엄마는 당신이 밤새 잤던 방인데도,
아침밥을 먹는 사이에 잊어 버렸는지 "여기가 누구 방인데?

내가 이 방에서 자도 되냐?"고 말하며 몸을 뉘었다.

1시간 정도가 지났을까? 엄마가 너무 늦게까지 누워 있는 것 같아 엄마를 깨우려고 방에 들어갔는데 방에서 악취가 났다. 이건 음식물 쓰레기 냄새나 양말에서 나는 퀴퀴한 냄새가 아니라, 말 그대로 구린 똥 냄새였다. 아니 대체 왜 똥 냄새가 나는 건지 알 수 없었다. 밤새 나도 이 방에서 같이 잤건만 밤에는 분명히 맡지 못했던 냄새였다. 이상하다 싶어 온 구석을 살피던 나는 경악하고 말았다. 방 한구석의 옷걸이 뒤쪽, 얼핏 보면 잘 보이지 않는 곳에 똥 덩어리 세 개가 놓여 있었다. 엄마를 살펴보니 오른쪽 엄지와 검지 끝에 똥의 흔적이 있었다.

일단 엄마를 화장실로 데려가서 손을 씻게 했다. 그리고 비닐봉지를 찾아 방구석의 똥을 처리했다. 똥 묻은 기저귀야 휴지통에 버리면 되지만, 비닐에 담긴 똥 덩어리는 어떻게 처리해야 할지 몰라 한참 동동거렸다. 이걸 휴지통에 버려도 되는 건지 어떻게 해야 할지 한참 고민하다가 결국 변기에 흘려보냈다. 엄마가 뒤처리를 깔끔하게 못해서 똥이 옷에 묻었을까 봐 엄마의 바지와 속옷을 갈아입혔다. 그런데 의외로 속옷에는 똥의 흔적이 거의 없이 깨끗했다. 상황으로 짐작해 보면 엄마가 화장실에 가고 싶은데 낯선 공간에 혼자 있고 도움을 청할 사람이 아무도 보이지 않아 결국 방에서 혼자 일을 봤나 보다. 그리고 남들 눈에 보이지 않도록 해야 한다는 생각으로, 손으로 집어 방구석 눈에 띄지 않은 곳으로 옮겨 놓은 것이다.

요양보호사가 그런 말을 한 적이 있다. 엄마가 화장실에서 자꾸 대변을 변기 뒤나 구석에 숨겨 놓는다고, 아무래도 변기 사용법을 잊어 버린 것 같다고 말이다. 처음 그 이야기를 들었을 때 당황스러웠지만 내가 직접 겪은 게 아니니 엄마가 얼마나 심각한 것인지 와닿지 않았다. 이번에 엄마를 보면서 속이 상하기도 하고, '앞으로 더 심해지면 어떻게 하나.' 걱정도 되었다. 겨우 1박 2일 동안 엄마와 같이 있는데도 약을 먹지 않으려고 하고, 씻지 않겠다고 화를 내는 엄마 때문에 힘들다고 느꼈다. 급기야 방에서 똥을 싸고 숨겨 놓은 엄마를 보며 '아무리 엄마지만 치매 환자를 모시고 산다는 게 보통 일이 아니겠구나.'라고 생각했다. 사람들이 우스갯소리로 '벽에 똥칠할 때까지 오래 산다.'는 표현을 쓰는데,

그게 얼마나 무서운 말인지 이제야 알겠다.

사실 나는 비위가 약하다. 내 아이가 어릴 때 기저귀를 갈아 주면서 항문 부위를 닦는 것이 역하고 힘들긴 했지만, 그래도 내 아이라는 책임감으로 이겨냈던 것 같다. 이번에 엄마의 똥을 처리하면서도 토할 것처럼 속이 불편했다. 그나마 비닐봉지로 간단히 처리할 수 있는 똥 덩어리여서 망정이지, 만약 가구나 벽에 똥이 묻었거나 처리하기 힘든 상태였다면 울고 싶어졌을 것이다. 그리고 갓난아기처럼 엄마가 고분고분한 것도 아니었다. 손가락 끝에 똥이 묻어 있는 엄마를 욕실로 데려갔는데, 엄마가 물로만 대충 손을 헹구려고 했다. 여전히 더러운 손가락을 보고 엄마에게 비누를 건네며 깨끗하게 닦으라고 했는데, 엄마가 필요 없다면서 비누칠을 거부했다. 비누칠해야 한다고 몇 번이고 말했는데도 엄마는 짜증을 내며 아직 똥이 묻어 있는 손을 수건에 닦으려고 했다. 엄마를 달래 겨우 손을 씻기면서 '요양시설로 모셔드릴 수 있어서 다행이다.'라는 생각도 살짝 들었다. 엄마와 함께 보내는 시간은 좋으면서도 힘이 들었다.

내가 비위가 약한 건 엄마를 닮아서다. 동생이 아기였으니 내가 네다섯 살쯤이었나 보다. 동생이 설사한 똥 기저귀를 빨며 엄마가 연신 헛구역질을 했던 게 기억난다. 엄마는 나보다 비위가 더 약한데도 네 자식의 똥 기저귀를 빨아 키웠다. 그런데도 자식인 나는 엄마의 똥 한 번 치우는 일에 온갖 생각이 다 들었다. 요양보호시설이 없다면 과연 나는 엄마를 뒷바라지할 수 있을까? 자신이 없다.

치매 환자의 배변 문제

치매 환자에 대한 부정적인 이미지 그리고 치매 환자 돌봄의 어려움에 가장 크게 기여하는 것이 배변 문제가 아닐까 합니다. 아무데서나 대소변을 보는 행동, 기저귀나 소변줄을 잡아 빼는 행동, 변이 묻은 속옷을 갈아입지 않으려 하거나 숨겨 두는 행동 등 치매 환자의 배변 관련 증상은 굉장히 다양하게 나타납니다. 환자 자신은 물론 치매 환자의 가족에게도 배변 문제는 충격적일 수 있지만, 사실 요양시설에서 지내는 사람의 42.8%가 변실금이 있을 정도로 흔히 발생하는 문제입니다.

배변 문제의 여러 증상은 '제대로 대소변을 처리하지 못한다.'는 관점에서 모두 문제가 되지만, 각 증상에는 나름의 이유가 있을 수 있습니다. 아무 곳이나 대소변은 보는 것은 옷에 실수하면 안 된다는 생각 때문일 수도 있고, 기저귀나 소변줄을 잡아빼는 것 역시 불편하고 찝찝한 느낌 때문에 이를 없애려는 이유일 수도 있습니다. 변이 묻은 속옷을 갈아입지 않으려 하거나 숨겨 두는 것은 아마도 지저분한 모습을 남에게 들키지 않으려는 생각 때문이겠지요.

치매 환자의 배변 관련 증상은 왜 나타날까요? 영국의 사회복지 연구소나 알츠하이머회 자료를 살펴보면 다음과 같은 여러 가지 원인을 가능성으로 제시하고 있습니다.

- 화장실을 찾거나 인지하지 못한다.
- 화장실을 가고 싶다는 의사 표현에 어려움이 있다.
- 옷 벗기 등 화장실 이용을 위한 과정을 할 수 없거나 하는 방법을 잊어 버렸다.
- 화장실 사용에 있어 타인의 도움을 거부한다.
- 필요한 도움을 받기 힘들어서 화장실 사용을 포기해 버린다.
- 요로감염, 변비, 전립선 질환이나 다른 신체적 문제가 있다.
- 약물 부작용이 있다.
- 치매의 직접적인 증상으로 실금이 나타난다.

이런 문제 행동에 야단을 친다거나, 가르침을 통해 행동을 고치려고 하는 것은 적절한 해결책이 아닙니다. 아픈 사람에게 화를 낸다고 해서 병이 낫는 것은 아니니까요. 치매의 다른 증상들처럼 적절히 대응하는 것이 최선입니다.

① 배변 실수에 화를 내거나 비난하지 마세요

환자는 위축되고 스트레스를 받아 증상이 더 심해질 수 있습니다. 또한 환자가 배변 문제를 숨기려고 함으로써 다른 부차적인 문제가 발생할 수 있습니다.

② 화장실을 찾기 쉽게 해 두세요

화장실 표지를 크게 해 주거나 화장실 문을 항상 열어 두는 것, 혹은 화장실 문을 다른 색깔로 칠하는 것이 좋은 방법이 될 수 있습니다. 때로는 변기 시트를 다른 색깔로 표시해 주는 것도 좋습니다. 환자가 변기 사용법을 잊었다면 같이 물 내리는 연습을 하는 것도 도움이 됩니다.

③ 환자의 생활 패턴에 맞춰 화장실 사용을 도와주세요

환자의 배변 습관을 관찰하여 정기적으로 화장실에 데려가는 것도 하나의 방법입니다. 예를 들어 치매 환자가 보통 식사 후 1시간 정도 후에 배변한다면 시간에 맞춰 화장실에 데려가는 방법으로 문제가 나아질 수 있습니다. 배뇨일지를 작성하여 수분 섭취와 배뇨 시간의 간격이나 빈도를 파악하는 것도 좋습니다. 또한 환자가 화장실을 가고 싶다는 의사 표현을 적절히 하기 힘들 수도 있으니 옷을 벗으려 한다거나 기저귀를 만지작거리는 등 요의를 느끼는 듯한 행동을 할 때 화장실에 데려가 주세요.

④ 옷을 입고 벗기 쉽도록 편한 옷차림을 제공하세요

치매 환자는 옷을 제때 혹은 적절히 벗지 못해 대소변 실수를 합니다. 고무줄 바지나 치마 등 배뇨나 배변 시 빠르고 쉽게 벗고 입을 수 있는 옷차림이 좋습니다.

⑤ 신체적 문제로 화장실 이용이 힘들다면 질환에 대한 적절한 치료를 고려하세요

요로감염이나 다른 질환으로 인해 배변에 문제가 있다고 여겨진다면 적절한 치료로 문제가 해결될 수 있습니다. 만약 관절 질환 등의 신체적 문제로 화장실로 이동하는 것이 불편하다면, 화장실과의 거리를 최대한 가까이 배치하고 적절한 이동 보조기구를 사용하면 좋습니다.

⑥ 화장실에서도 적절하게 대소변을 보지 못하는 경우 물소리나 따뜻한 물을 활용하세요

치매 환자뿐 아니라 다른 노인성 질환자도 배뇨 및 배변에 문제

를 겪는 경우가 많습니다. 만약 화장실 변기에서도 적절하게 대소변을 보지 못한다면 물을 틀어 물소리를 들려 주거나, 따뜻한 물에 손을 담그는 방법으로 배뇨 및 배변을 도와줄 수 있습니다.

⑦ 수분이나 음식 섭취를 줄이지 마세요

수분이나 음식을 줄이는 것은 배뇨 및 배변 문제를 해결하지 못합니다. 오히려 감염이나 변비 등의 문제를 일으킬 수 있습니다. 적당한 수분과 식이 섬유를 섭취하고, 가벼운 운동 및 복부 마사지 등으로 배뇨·배변 문제를 줄이는 것이 좋습니다.

⑧ 기저귀 착용을 고려하세요

필요하다면 기저귀 착용을 고려해 볼 수 있습니다. 그러나 기저귀 착용은 감염의 위험을 높이고 환자의 자존심을 해칠 수 있습니다. 실제로 《치매 부모를 이해하는 14가지 방법》(히라마쓰 루이 지음, 홍성민 옮김, 뜨인돌출판사, 2019)의 저자 히라마쓰 루이 박사는 직접 기저귀를 착용해 본 후, 바지가 젖을까 걱정이 되어 요의를 느껴도 기저귀에 일을 볼 수 없었다고 말했습니다. 그러므로 배변 문제가 있다고 해서 기저귀를 간단한 해결책으로 사용하기보다는, 환자 및 의료인과의 상의 후 신중하게 기저귀 사용을 결정하세요.

네
번
째

이
야
기

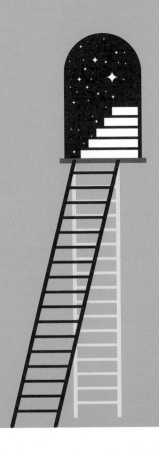

요양원과 요양병원의 사이

엄마는 유독 부지런하다. 젊을 때부터 그랬다. 없는 살림에 자식들 키워 내느라 끊임없이 일하면서도 집에 오면 쉬지 않고 계속 쓸고 닦아댔다. 손놀림도, 발걸음도 빠르고 부지런해서일까. 엄마는 치매 증상 중에서도 배회 증세가 심했다. 게다가 단기기억이 너무 없어서 방문을 열어 보고도 5분도 안 되어 잊어 버렸다. 집에 있을 때도 엄마는 가만히 앉아 있지 않았다. 안방, 화장실, 작은 방, 부엌의 찬장, 신발장 등 발이 닿는 순서대로 집 안의 모든 방과 서랍장을 하나씩 다 열어 봤다. 거실에서 시작해서 안방과 화장실, 부엌, 작은 방 등 모든 방을 한 바퀴 다 열어 보고 거실로 돌아올 때쯤이면 그전에 방을 확인했다는 사실을 이미 잊어 버린 상태다.

그러면 거실 소파에 앉지 않고 "안방에 누구 있냐?" 하면서 다시 안방을 열어 보는 것부터 또 한 바퀴 시작이다.

"엄마, 안 힘들어? 앉아서 같이 텔레비전 보자. 엄마 좋아하는 트로트 하네." 하며 잡아끌어도 엄마는 내 손을 뿌리치며 "가만 있어 봐. 저 방에 누구 있는 거 아니냐?" 하며 기어이 방을 열어 본다. 방 안을 확인하고 나면 또 곱게 닫고는 다음 방으로 넘어간다.

처음에는 '엄마의 부지런함이 배회 증상이나 문을 여닫는 증상으로 이어진 게 아닐까.' 생각했다. 그러나 관련 자료를 찾아보니 치매 환자는 불안감이 심해서 문을 항상 닫는다거나, 누가 훔쳐 갈까 봐 신발을 숨겨 놓는다고 했다. 엄마의 전형적인 증상이었다. 엄마는 집에서 종일 창문과 현관문을 잠가 놓고 방문을 열었다 닫았다 하면서 확인했다. 방문 여닫느라 엄마가 힘들까 봐 일부러 문을 열어 둔 채 방안이 보이게 해 놓아도, 엄마는 다시 방문을 꼭꼭 닫는다. 저녁에 잠들기 전에는 문을 잠그는 것도 모자라 잠금 걸쇠까지 걸어 놓았다. 낯선 곳에 가면 내 신발을 어디에 뒀냐며 5분 간격으로 신발을 찾아 헤맸고, 실내에서 계속 신발을 신고 있으려 했다. 욕실을 다녀오면 욕실 실내화를 신은 채로 온 집을 돌아다녔고, 엄마의 신발을 식탁 위에 얌전히 올려놓기도 했다.

엄마가 요양시설에 입소한 후 요양원의 간호부장이 내게 몇 번 전화했다. 엄마의 배회가 너무 심해서 잠시도 가만 있지 않고, 밤에 안 자고 돌아다닌다고 했다.

"어머니가 여기 오신 지 다섯 달이 되어 가는데 아직도 너무 많이 돌아다녀서 힘들어요. 또 어머니가 다른 어르신들을 때리기도 해서 다른 어르신들이 어머니를 무서워해요."

지난주에 간호부장이 또 전화했다. 익히 알고 있지만 해결책이 없는 문제를 줄줄이 늘어놓자 미안하면서도 동시에 짜증이 났다. 그러면서도 한편으로는 '요양원에서 나가라는 건가?' 하며 슬그머니 걱정도 되었다. 간호부장은 안정제 용량을 늘리면 엄마가 요양원에서 더 잘 지낼 수 있을 것 같다고 했다. 안정제의 적절히 용량 결정을 위해서는 엄마의 상태를 지속해서 보면서 용량을 조절해야 하니, 실시간으로 엄마를 모니터링하고 안정제 처방을 받을 수 있는 요양병원에 엄마를 한 달 정도 모시자는 것이었다. 또 엄마의 배변 문제 해결을 위해 요양병원에 있는 동안 기저귀 훈련을 했으면 좋겠다고 했다.

시설에서 알아본 요양병원으로 엄마를 입원시키기로 하고 입원 동의 절차를 위해 부랴부랴 병원으로 달려갔다. 싹싹해 보이는 병원의 직원을 보고 잠깐 안심이 되었으나 새하얀 머리에 느릿느릿 설명하는 할아버지 의사 선생님에 다시금 마음이 무거워졌다. 미안하지만 연륜과 경험을 기대하기에는 실력도, 의욕도 없어 보였다. 그러나 치매 환자 특히 우리 엄마처럼 배회하는 치매 환자를 받아 주는 요양병원이 별로 없다는 것을 알기에 '을'이 될 수밖에 없었다. 그나마 예약하면 엄마의 면회가 가능하다는 요양병원 간호사의 말에 안심하고 돌아섰다. 다음 날 병원에 전화해서 엄마 면회를 하겠다고 했더니 수간호사가 단호하게 말했다.

"어머님 배회가 너무 심해서 저희가 눈을 뗄 수가 없어요. 오늘 자녀분 만나시면 또 집에 따라간다고 하시고 불안해하실 거 같아요. 어머니가 병원에 적응 좀 하고 나서 다음 주쯤 면회하러 오시면 좋겠어요."

아이를 어린이집에 처음 보냈을 때도 그랬다. 울어대는

아이를 두고 차마 발길이 떨어지지 않아 나가지도 들어가지도 못한 채 문간에서 서성거렸다. 아이의 울음소리에 나도 눈물이 그렁그렁해져서 어쩔 줄 모르고 있으면 어린이집 선생님이 아이를 안고 단호하게 말했다.

"어머니, 인사하고 바로 나가시는 게 아이가 적응하는 데 좋아요. 제가 아이 달랠 테니 어서 가세요."

어린이집을 보내기로 한 이상 적응해야 할 일이다. 물론 아이가 잘 적응해서 즐겁게 어린이집을 간다면 다행이지만, 어느 날 갑자기 낯선 환경에서 낯선 사람들과 어울려야 하는 건 어른들에게조차 힘든 일이다. 그런 상황에서 빨리 적응해야 한다며 덩그러니 놓인 아이의 눈앞에 부모를 무조건 안 보이게 하는 게 과연 아이를 위한 것일지는 모르겠다.

"원래 식사량이 적으세요? 많이 안 드시네요."

어제 요양병원의 간호사가 물었다. 요양원에서 요양병원으로, 다시 낯선 환경에 던져진 엄마는 불안함에 식사를 잘 못하시나 보다. 시설도, 병원도 낯설 텐데 어떻게 지내고 있는지 종일 걱정이 된다. 어린이집에 적응해 가는 아이는 대견했는데, 시설에 적응해 가는 엄마는 짠하기만 하다.

요양원과 요양병원의 차이

요양시설인 요양원과 요양병원, 이 둘의 차이는 크게 입소·입원 자격과 의료인 상주 여부에 있습니다. 간단하게 말하자면 요양원은 '돌봄'을, 요양병원은 '치료'를 목적으로 한다고 보면 됩니다.

요양원은 노인장기요양보험의 적용을 받고, 장기요양 1, 2등급 수급자 그리고 장기요양 3, 4, 5등급 수급자 중 시설급여를 인정받은 수급자에게 입소 자격이 주어집니다. 요양원은 의료기관이 아니므로 상근하는 의사가 없습니다. 그러나 시설 내에 상근 간호사를 갖춰야 하고, 대개 계약된 촉탁의가 주기적으로 방문하여 진료 및 처방을 내립니다. 요양보호사가 주된 인력이며, 요양원에서 요양보호사를 직접 고용하여 돌봄을 제공합니다.

요양원은 노인장기요양등급과 본인부담률에 따라 자기부담금이 결정됩니다. 입소비와 요양보호사의 간병비는 노인장기요양보험에서 부담하지만, 식대는 본인 부담입니다. 즉, 월 비용과 본인부담금은 전국 모든 요양원에서 같고, 식사나 간식과 같은 비급여 항목에서는 기관마다 조금씩 차이가 있습니다.

이에 반해 요양병원은 의료기관으로 분류되므로, 의사와 간호사가 24시간 상주하고 있습니다. 언제든지 의료서비스를 제공할 수 있으며, 돌봄보다는 치료에 중점을 두는 기관이라고 보시면 됩니다. 건강보험의 적용을 받으므로 입원 자격에 특별한 제한은 없습니다.

요양병원은 말 그대로 병원입니다. 일반병원처럼 약제비 및 진료비는 의료보험 적용을 받지만 환자 등급에 따라 정액 수가제가 적용되고, 간병인이 필요한 경우 본인 부담입니다. 우리가 같은 질환으로 병원에 입원했더라도 처치나 상급 병실 여부에 따라 비용이 달라지는 것을 경험하셨을 겁니다. 마찬가지로 요양병원도 비급여인 간병비나 상급 병실료가 병원마다 차이가 있습니다. 그러므로 요양병원을 알아보실 때는 비용적인 측면도 꼼꼼히 살펴보는 게 좋습니다.

요양원과 요양병원 중 어디를 선택할지는 장기요양등급 여부 그리고 환자의 상태에 따라 결정하면 됩니다. 환자의 상태가 안정적이라서 긴급한 치료가 필요하지 않으면 요양원이 보다 적절하다고 생각됩니다. 요양원에서는 인지기능 저하를 막고 일상생활 수행능력을 돕는 여러 가지 프로그램 활동이 제공되지만, 요양병원은 그러한 활동이 없기 때문이지요.

그러나 건강 상태가 좋지 않아서 질환에 대한 검사 및 치료가 시급하거나 약물 용량 조절이 필요한 경우에는 요양병원이 더 적절합니다. 저희 엄마의 경우 처음에 요양원에 입소하였지만, 안정제의 용량 조절이 필요하다고 판단한 요양원 직원의 권고로 요양병원에 잠깐 입원하였습니다. 이후 다시 새로운 요양원으로 옮기셨고요. 제 경험에 비추어 보면 일부 요양병원은 배회 증상이 있는 치매 환자를 받아 주지 않습니다. 치매 환자는 요양병원을 찾는 데 어려움을 겪을 수도 있으므로, 평소에 미리 알아 두는 것도 좋을 것 같습니다.

요양원과 요양병원의 차이 정리

① 요양원
· 돌봄을 목적으로 한다.
· 노인장기요양보험의 적용을 받는다.
· 노인장기요양등급과 본인부담률에 따라 자기부담금이 결정된다.
· 상근하는 의사가 없으며, 요양보호사가 주된 인력이다.

② 요양병원
· 치료를 목적으로 한다.
· 환자 등급에 따라 정액 수가제가 적용된다.
· 간병인이 필요한 경우 본인 부담이다.
· 건강보험의 자격을 받아 입원 자격에 특별한 제한이 없다.
· 의사와 간호사가 24시간 상주하고 있다.

다섯번째 이야기

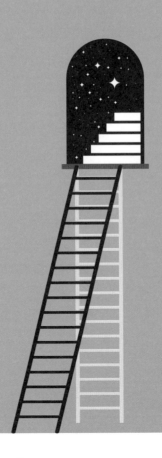

＊

미운 네 살에서
예쁜 세 살이 되었다

　　연휴에 언니들, 형부들과 다 같이 모여 엄마와 시간을 보
냈다. 요양원에서 엄마를 모시고 나와 저녁 식사를 했다. 예
전에 엄마는 나물이나 생선을 좋아하고 군것질을 거의 하
지 않았다. 달콤한 것을 좋아하는 아빠가 과자를 사 들고 올
때면, 엄마는 "나이 많은 양반이 애들처럼 그런 걸 먹느냐."
며 눈을 흘기곤 했다. 그러던 엄마가 이제는 아이 입맛이 되
어 고기 반찬만 먹는다. 엄마가 좋아했던 가지나물을 엄마
의 밥숟가락 위에 올려 드렸더니 엄마의 표정에는 싫은 티
가 역력했다. 그러나 엄마는 성의를 무시할 수 없다는 듯이
우리가 올려 준 반찬을 입에 넣었다. 나물 반찬을 씹는 엄마
의 표정이 영 마뜩잖고 불편했다. 반찬이 마음에 안 드는 게

분명했다. 그러나 엄마의 건강을 위해 짐짓 모른 체 엄마의 밥숟가락에 나물 반찬을 또 하나 올렸다. 엄마는 조용히 젓가락으로 나물 반찬을 집어 밥공기 한쪽으로 치워 버리고 고기반찬을 입에 넣었다. 나물 반찬이 싫다고 말은 안 해도 맛없는 반찬을 먹지 않으려고 나름대로 머리를 쓰는 엄마가 편식하는 어린아이 같아 웃음이 나왔다.

저녁 식사 후 숙소에서 엄마와 다 같이 둘러앉아 야식을 먹으며 즐거운 시간을 보냈다. 엄마는 이제 자녀들을 헷갈리기 시작했다. 사위와 손주들은 당연히 엄마에게 낯선 사람이었다. 언니나 내가 엄마에게 간식거리를 드리면 거리낌 없이 받아서 맛있게 먹었다. 그러나 사위들이 엄마에게 간식을 드리면 두 손을 내저으며 괜찮다고 예의를 차렸다. 간식을 내미는 상대에게 오히려 "그쪽 드세요." 하며 먹을 것을 권했다. 언니들과 편하게 손을 마주 잡고 이야기하다가도, 사위들이 엄마의 손을 잡으면 엄마는 수줍고 불편한 표정으로 손을 빼려고 했다. 사위가 엄마 어깨를 주물러 주면 시원해서인지 거절하지는 않았지만, 엄마는 어깨를 맡긴 채 부끄러운 듯 어색한 웃음을 지었다.

잠자리에 들기 전에 엄마에게 같이 양치하자고 했는데 역시나 엄마는 싫다고 했다. 그러다가 형부가 "장모님, 저랑 같이 가요. 제가 도와드릴게요." 하면서 손을 잡고 욕실로 이끌자, 엄마는 차마 거절하지 못하고 따라갔다. 우리에게는 씻기 싫다고 마음 편히 고집을 부릴 수 있지만, 낯선 사람처럼 보이는 형부의 말은 거절하기 어려웠나 보다. 맛이 너무 쓰다며 약을 안 먹으려는 엄마에게 언니가 "엄마, 그럼 오빠야랑 약 먹을까?" 하면서 형부를 불렀다. '오빠야'가 나타나 "건강해지려면 이거 먹어야지요." 하며 약을 내밀자 엄마는 이번에도 거절하지 못하고 순순히 약을 먹었다.

치매로 점점 아이가 되어 가는 엄마를 보며 영화 〈벤자민 버튼의 시간은 거꾸로 간다〉(2009)를 자주 떠올렸는데, 몇 주 만에 본 엄마는 그새 더 어려졌나 보다. 옛말에 '미운 일곱 살'이라고 했지만, 요즘의 부모 사이에서는 '미운 네 살'이라는 표현이 있다. 자아가 형성되고 본인의 주장이 강해지는 시기가 네 살 즈음이라 그 또래의 아이들은 부모의 말에 반발하고 고집을 부리기도 한다. 이번에 만난 엄마는 짜증내거나 고집부리는 것도 없이 너무나 얌전해서, 나와 언니들은 "우리 엄마가 미운 네 살에서 예쁜 세 살이 된 것 같다."라고 웃었다. 그러다가 "너무 순순하니까 우리 엄마 안 같아. 가끔 고집도 부리고 성질도 내야 우리 엄마 같은데." 라며 눈물짓기도 했다.

지나온 길은 좋은 것만 생각나서일까. 지금 사춘기인 내 아들의 어릴 적을 생각하면 귀엽고 사랑스러운 추억들만 가득하다. 낯가림이 심해 친정에 갈 때마다 우렁찬 울음소리로 온 동네 사람들의 잠을 깨웠던 내 아이. 그런 내 아이에게 우리 엄마는 '벌통'이라는 별명을 붙여 줬다. 그러나 내 기억 속에는 아이가 징징거리거나 울던 모습이 별로 남아 있지 않다. 말문이 일찍 트여 이쁜 말도 곧잘 하고, 속상할 때면 내 품으로 파고들어 폭 안겨 있던 예쁜 모습만 기억난다. 그러다 최근에 아이가 다섯 살 즈음 찍었던 동영상을 다시 봤는데, '우리 아이가 착하기만 했던 게 아니구나.'라는 것을 깨닫게 되었다. 동영상 속의 내 아이는 불만 가득한 표정으로 나를 올려다본다. 집에 가자고 하는 내 말에 "안 가. 엄마 혼자 가."라며 두 다리로 딱 버티고 서서 콧김을 내뿜는다. 어디서 봤는지 허리춤에 두 손을 턱 하니 올리고 '나 화났어.'

라는 기운을 온몸으로 뿜어내고 있다. 그 시절에는 아이가 말을 잘 듣지 않을 때 훈육하느라 힘들었는데, 아이가 크고 내 마음의 여유가 생기니 아이의 떼쓰는 모습조차 귀엽게만 느껴진다. 길에서 고집 피우고 있는 남의 아이를 봐도 '아이고, 나름대로 자기 생각 그릇을 키우고 있구나. 크느라 고생한다.' 하며 피식 웃음 짓는다.

다시 어려지는 우리 엄마는 이제 자기의 생각 그릇을 잃어버리고 있나 보다. 요양시설 직원들은 엄마가 순하다며 예쁜 치매라고 말하지만, 엄마의 성격이나 특색이 무뎌지는 것 같아 우리 엄마의 모습이 가끔 낯설다.

엄마가 기억을 잃으면서 '우리가 엄마와 이렇게 자주 얼굴을 보고 만나는 것이 엄마에게 의미가 있을까?'라는 회의가 들기도 했다. 마주 앉아 있어도 우리가 누구인지 몰라보고 때로는 낯선 사람들을 대하는 것처럼 불편해하는 엄마를 보면 속상했다. 나중에 우리에 대한 희미한 기억조차 사라지면 엄마와 같이 외출하고 시간을 보내는 것도 별로 의미 없지 않을까. 그저 엄마가 요양원에서 잘 지내는지 혹은 식사를 잘하는지 눈으로 확인하고 만날 때마다 맛있는 음식 대

접하는 것, 그게 전부가 되지 않을까.

그러나 이번에 가족 모임을 하면서 느낄 수 있었다. 엄마는 가족 한 사람, 한 사람이 누구인지 정확히 기억하지 못하더라도 다 같이 둘러앉아 있는 이 시간이 즐거운 게 분명했다. 도란도란 이야기하는 우리를 바라보며 짓는 미소, 맛있는 것을 자꾸 우리에게 나눠주려는 손길을 통해 엄마가 편안하고 기분이 좋다는 것이 느껴졌다. 엄마에게는 무엇을 했고 무엇을 먹었는지가 아니라 우리와 함께하며 보낸 좋은 시간이 중요한 것이다.

영화 〈벤자민 버튼의 시간은 거꾸로 간다〉(2009)를 보며 '늙어가는 것과 다르게 사람이 점점 어려지는 거라면 남은 수명을 알 수 있겠네. 그럼 주어진 시간을 더 소중하게 쓸 수 있지 않을까?'라는 생각을 했다. 엄마와 우리에게 주어진 시간이 얼마일지는 모르겠다. 그리고 엄마가 우리의 얼굴과 이름을 기억하는 시간이 생각보다 길지 않을 수도 있겠다. 사라져 가는 시간과 기억이 아쉬워 엄마와 함께하는 매 순간을 열심히 기록하고 담아 두려는 중이다.

치매 환자에게 도움이 되는 비약물요법

치매치료를 위해서는 약을 제대로 먹는 것이 중요하지만 여러 가지 비약물요법을 사용하는 것도 도움이 됩니다. 치매는 치료할 수 없는 질환이므로 비약물요법이 효과가 없을 거로 생각할 수도 있습니다. 하지만 비약물요법을 통해 뇌를 자극함으로써 치매의 증상을 완화하거나 치매의 진행 속도를 늦출 수 있습니다.

① 인지훈련

기억력이나 집중력, 언어기능 등 다양한 인지기능을 사용하도록 자극하는 방법입니다. 훈련의 목적에 따라 내용이나 방법이 달라질 수 있으며, 치매 환자의 인지기능 수준에 따라 난이도를 조절해야 합니다.

② 활동치료

활동치료는 집안일이나 화초 가꾸기, 만들기 등의 모든 활동을 포함합니다. 특히 집안일을 꾸준히 하는 것은 치매 환자에게 긍정

적인 영향을 미칩니다. 치매 환자인 부모님이 힘들까 봐 혹은 집안
일을 제대로 하지 못하거나 집안일을 하다가 다칠까 봐 등의 이유
로 참여하지 못하게 하는 것은 치매 환자에게 도움이 되지 않습니
다. 가능한 범위 내에서 여러 가지 활동을 참여시키는 것이 치매의
진행을 막는 데에 효과적입니다.

③ 미술 및 음악치료

요양원에서 많이 제공되는 프로그램이 미술치료 및 음악치료입
니다. 그림 그리기는 주제를 정하고 이를 표현하는 과정에서 뇌를
자극할 뿐만 아니라 손 근육에도 도움이 됩니다. 또한 음악치료는
음악이 주는 안정감과 함께, 예전에 좋아했던 노래를 통해 회상치
료의 효과도 있습니다.

④ 회상치료

예전의 기억, 특히 즐거웠던 기억을 회상하는 방법입니다. 과거
의 기억을 돌아보고 이야기를 나누면서 환자를 지지하고 기억력을
향상합니다.

⑤ 동물 요법

저희 엄마의 경우는 동물을 키우면서 삶의 활력이 높아졌습니다. 저희에게 강아지 이야기를 하면서 웃음이 많아지고, 또 강아지를 챙기느라 일상생활을 더 규칙적으로 유지하게 되었습니다. 동물과의 교감 자체도 긍정적인 측면이 있지만, 동물을 돌보는 책임감 역시 치매 환자에게 도움이 됩니다.

⑥ 아로마치료

아로마치료는 불안이나 수면장애 등의 여러 치매 동반 증상에 효과적입니다. 아로마 오일이나 향초 등 다양한 방법이 있으니 환자의 취향에 맞춰 사용하면 좋습니다.

⑦ 빛치료

치매 환자는 수면장애를 겪는 경우가 많습니다. 수면 및 각성에 관련된 호르몬을 뇌에서 적절히 분비하지 못하기 때문입니다. 수면장애를 줄이기 위해 규칙적인 생활을 유지하는 것 외에도 매일 햇빛을 보면서 산책하는 빛치료가 권고되기도 합니다.

엄마의 기억력 저하가 걱정될 때 제가 치매 예방을 위한 워크북이나 컬러링 책을 사다 드렸습니다. 알록달록 여러 가지 색깔의 색연필과 함께요. 그러나 엄마는 귀찮아하며 한쪽에 쌓아 두기만 했습니다. 치매 예방 워크북은 틀린 그림 찾기나 돈 액수 계산하기 등의 문제가 있었는데, 엄마가 보기에는 유치하고 재미가 없었을 것 같습니다. 그리고 엄마는 평생 그림 그리기에 흥미를 보인 적이 없는데 저는 이걸 고려하지 않고 컬러링 책이 인지저하 예방에 좋을 거라고만 단순히 생각했습니다. 치매 예방이나 치매 환자의 증상 대처에 도움이 되기 위해서는 여러 가지 비약물요법 중 당사자가 가장 좋아하고 흥미를 보이는 방법의 선택을 선택하고, 이를 적절히 적용하는 방법을 고민하며 시도해 보는 것이 좋습니다.

치매 환자에게 도움이 되는 비약물요법 정리

① **인지훈련**

: 기억력이나 집중력, 언어기능 등 다양한 인지기능을 사용하도록 자극하
 는 방법

② **활동치료**

: 집안일이나 화초 가꾸기, 만들기 등의 활동으로 치료하는 방법

③ **미술 및 음악치료**

: 그림을 그려 뇌를 자극하거나 음악이 주는 안정감으로 치료하는 방법

④ **회상치료**

: 예전의 기억, 특히 즐거웠던 기억을 회상하는 방법

⑤ **동물 요법**

: 동물과의 교감을 통해 책임감을 느끼게 해 주는 방법

⑥ **아로마치료**

: 아로마 오일이나 향초 등을 사용하여 불안이나 수면장애 등을 치료해
 주는 방법

⑦ **빛치료**

: 매일 햇빛을 보면서 산책을 하여 수면장애를 줄이고 규칙적인 생활을
 유지하게 만들어 주는 방법

4

엄마에게 좋은 엄마가
되고 싶다

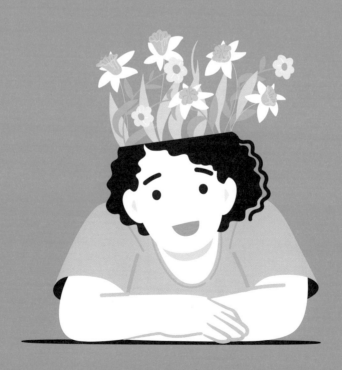

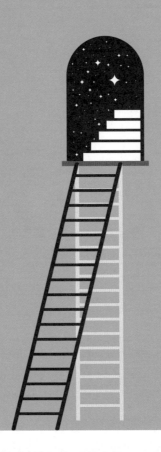

첫
번
째
이
야
기

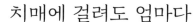

치매에 걸려도 엄마다

　엄마의 반복 행동 주기가 짧아졌다. 같은 말과 행동을 자꾸 반복한다. 엄마의 사고방식이라는 건 비슷한 패턴이기에 내가 엄마에게 말을 하면서도 엄마가 어떻게 대답할지 정확하게 예측이 된다. 마치 영화 〈어바웃 타임〉(2013)의 주인공처럼 정확히 30분 전으로 반복해서 돌아가는 느낌이랄까. 차이가 있다면 영화에서는 주인공을 제외한 세상 전부가 30분 전으로 돌아가지만, 나의 현실에서는 나와 엄마만 30분 전으로 돌아간다는 것이다. 나 이외의 모든 것은 문제없이 잘 흘러가는데 나와 엄마는 30분 전으로 반복해서 돌아가며 똑같은 대화를 주고받는다.

　오랜만에 집에 가면서 한약으로 만든 공진단을 엄마 선물로 챙겨갔다. 곱게 포장된 상자에 있는 알약이 무엇인지 엄마는 계속해서 잊어 버리나 보다. 아침 식사하고 나서 방을 닦다가 공진단 상자를 발견하고는 엄마가 나를 돌아보며 묻는다.

"여기 이거 뭐냐?"

"엄마, 그거 몸에 좋은 사탕. 한 번 드셔 봐."

"아이고~ 뭐 이렇게 쓴 게 다 있냐. 이거 못 먹겠다."

능청스레 먹어 보라는 나의 말에 엄마는 공진단을 입에 넣었다가 인상을 잔뜩 쓰며 뱉어 버린다. '조금이라도 약을 먹었겠지'라는 생각에 나는 엄마 약 먹이기에 성공한 것 같아 슬그머니 혼자 웃는다. 20여 분 뒤에 나와 소파에 나란히 앉아 TV를 보던 엄마는 상자에 눈길이 닿자 또 묻는다. 저게 뭐냐고. 그러면 나는 또 짐짓 시치미를 떼며 몸에 좋은 사탕이니 먹어 보라고 권한다. 엄마는 호기심 어린 표정으로 그약을 뜯어서 입에 넣어 보고는 쓰다며 다시 뱉어 버린다.

시간이 지나면서 어느 순간부터는 엄마의 기억이 지속되는 순간이 20여 분보다 짧아졌다. 퇴근길에 엄마랑 통화를 하면 '오늘 뭐 했는지, 식사는 했는지, 날씨가 추운데 방의 보일러는 컸는지.' 등의 계속 질문을 한다. 엄마가 예전에는 나의 질문에 이것저것 설명을 곁들어가며 대답했는데 언제부터인지 점점 대답이 짧아졌다. 나의 질문에 대한 답을 생각해야 하는 것이 귀찮고 어려운가 보다. 엄마는 내 질문에 단답형으로만 대답하고, 그마저도 오래 통화를 하다 보면 엄마가 귀찮아하며 전화를 끊어 버리는 바람에 엄마와의 대화가 5분을 넘어가지 못했다. 그 짧은 통화에서 엄마가 내게 항상 묻는 것은 "밥은 먹었냐?"다. 그리고 5분 통화하는 와중에도 밥 먹었냐는 질문을 두세 번씩 반복하기 시작했다.

토씨 하나 틀리지 않고 계속 같은 질문과 대답을 듣다 보면 가끔 지친다. 그래서 나중에는 "네, 밥 먹었어요."라고 대답했다. 엄마는 그제야 안심하는 목소리로 "그래, 잘했다."라고 말했다. 신기한 건 밥을 안 먹었다고 대답하면 "밥은 먹었냐."라는 질문을 몇 번이나 반복하는데, 밥을 먹었다고 대답하면 질문을 반복되는 횟수가 줄어든다. 내가 밥을 먹지 않았다는 사실이 엄마 마음에 계속 걸려서 그게 해결될 때까지 계속 물어보나 보다.

이제 요양원에 들어간 엄마는 손주들도 잊어 버렸다. 그나마 엄마가 아직도 우리를 기억하고 있음에 감사하게 된다. 치매에 걸린 후 아이처럼 달콤한 음식을 좋아하게 된 엄마를 위해, 요양원에 면회 갈 때는 엄마가 좋아하는 보리 과자를 가져간다. 한 봉지 가득 보리 과자를 사가면 엄마는 우리와 이야기하는 중에도 보리 과자를 바라보고 있다. 보리 과자를 엄마에게 건네면 한 손으로 과자를 먹으면서도, 반대편 손으로 보리 과자 하나를 더 집어 "먹어 보라."며 우리에게 건넨다. 나와 이야기하며 보리 과자를 먹다가 요양보호사가 오거나 요양원 직원이 옆에 지나가면 엄마는 예전에 하던 버릇대로 한 번 드셔 보라며 예의 바르게 두 손으로 먹을 것을 권한다. 그러나 그 와중에도 엄마는 여전히 자식들을 먼저 챙긴다. 직원에게 먹을 것을 나눠 주면서도 내가 먹을 것이 없을까 봐 내 가방에 과자 몇 개를 슬쩍 찔러 넣고는 한다. 내가 웃으면서 다시 과자를 꺼내놓으면 다른 사람들이 행여 볼세라 눈짓하면서 다시 내 손에 쥐어 준다.

엄마가 인생의 마지막까지 가져가는 기억, 언젠가 우리와 헤어져서 낯선 세상으로 떠날 때 엄마에게 남아 있는 기억은 엄마가 가장 사랑받고 행복했던 시절이었으면 했다. 거

칠고 황량한 현실에 지쳤을 때 가만히 끄집어내서 들여다보기만 해도 입가에 웃음을 떠오르게 하는 기억들 말이다. 기억을 잃어 가는 와중에서도 우리의 가방에 보리 과자를 찔러 주는 엄마를 보고 있으면 웃음이 나면서도 마음이 무거워진다. 엄마의 기억이 점점 작아져서 마지막 한 조각만 남더라도 그 조각이 엄마의 유년 시절이나 청춘이 아닌, 엄마로서의 기억일 것 같아서다. 5남매의 장녀로 태어나 많이 교육받지도 못했고 평생 장사하면서 힘들게 살았던 엄마다. 엄마의 삶이 내내 편안하거나 좋은 시절만 있지는 않았던 것을 자식인 우리는 누구보다 잘 알고 있다. 그런데 엄마의 생애 마지막 한 조각까지 '엄마'라니, 그게 자식에 대한 사랑인지 혹은 엄마로서 책임감인지 모르겠다. 다만 그게 내 생각만큼 무겁고 힘든 기억의 조각이 아니길 바랄 뿐이다.

두번째
이야기

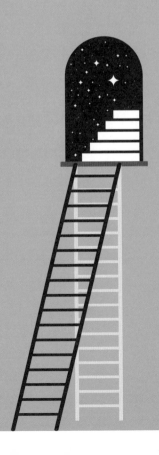

여자가 신랑 밥도 안 챙겨 주고

"여자가 신랑 밥도 안 챙겨 주고 여기 왔냐?"

가끔 엄마 집에 혼자 가거나 아이랑 둘이서만 가면 엄마가 내게 하는 말이다. 딸이 반가우면서도 집에 혼자 남겨진 사위가 혼자 밥도 못 챙겨 먹을까 봐 걱정이 되나 보다. 요즘 같은 시대에 회사나 학교에서 이런 말을 했다가는 당장 성차별적인 발언으로 신고당할 것이다. 다른 사람이 내게 이렇게 말한다면 두 눈을 부릅뜨고 "무슨 시대착오적 망언이냐."고 화를 내겠지만, 엄마에게는 아무리 설득해도 소용없다. 엄마가 내게 이렇게 말할 때면 '옛날 분이니 그러려니.' 하지만, 들을 때마다 짜증이 나는 건 어쩔 수 없다.

얼마 전에 아빠 제사였다. 코로나로 인한 모임 인원 제한 때문에 신랑 없이 나 혼자 아이를 데리고 엄마 집에 갔다. 사실 제사 며칠 전에 신랑이랑 싸워서 그 상태로 엄마 집에 같이 가기 싫었는데, 때마침 모임 인원 제한이라는 좋은 핑곗거리가 있으니 겸사겸사 잘 되었다 싶었다. 내가 엄마 집에 도착한 날부터 친정에서 지내는 며칠 동안 엄마는 매일 물었다.

"김 서방은 왜 같이 안 왔냐?"

"엄마, 지금 코로나 인원 제한 때문에 우리 식구 다 같이 와서 모여 있으면 신고당해. 김 서방이 바쁘기도 하고, 코로나 인원 제한 때문에 나만 애 데리고 온 거야."

"그럼 김 서방은 지금 집에 혼자 있냐? 밥은 누가 챙겨 주고? 여자가 신랑 밥도 안 챙겨 주고 혼자 와 버리면 어쩌냐?"

"엄마, 사위가 마흔도 넘었는데 밥도 혼자 못 먹을까 봐? 그리고 김 서방은 맨날 회식하면서 맛있는 거 많이 먹고 다녀요. 걱정하지 마세요."

"그래도 어찌 그런다냐. 김 서방 밥 잘 챙겨 먹었는지 전화라도 한번 해 봐라."

"괜찮아. 어련히 알아서 잘 먹었겠지. 전화 안 해 봐도 돼."

"그러면 내가 김 서방한테 전화 한번 해 보련다."

'아니, 신랑이랑 싸우고 왔는데 무슨 전화를 하냐고요.'라는 말은 차마 엄마에게 하지 못하고 얼렁뚱땅 둘러댄다. 엄마는 기어이 사위에게 전화를 걸어서 밥은 먹었는지, 잘 지내는지 안부 전화를 한다. 여기까지가 한 코스의 끝이다.

문제는 엄마의 기억력이 오래가지 않는다는 것이다. 몇 시간이 지나면 엄마는 처음 듣는 것처럼 생소한 표정으로 묻는다. "김 서방은 왜 같이 안 왔냐?" 그러면 저 대화를 처음부터 고스란히 반복해야 한다. 이제 휴대폰 기능조차 헷갈려하는 엄마는 몇 시간 전에 사위에게 전화한 발신 내용을 보고 "김 서방이 나한테 전화했는데 내가 못 받았네. 다시 전화해 봐야겠다."고 또 전화하려 한다. 엄마가 전화를 걸었던 것도, 사위와 통화를 했던 것도 그새 기억에서 모두 사라졌나 보다. "여자가 신랑 밥 해줘야지."라는 말도 그렇지만, 나와 싸워서 사이가 안 좋은 신랑에게 자꾸 엄마가 전화하는 것 때문에 기분이 상한 나는 "엄마, 아까 엄마가 김 서방한테 전화한 거잖아."라면서 휴대폰을 빼앗기도 한다. 때로는 엄마가 "김 서방은 왜 같이 안 왔냐?"라고 묻는 순간, "하아~"

하고 미처 붙잡지 못한 깊은 한숨이 새어 나온다. 그러나 엄마는 기억력만 떨어졌을 뿐, 그 외의 상황 판단이나 유추능력마저 잃어버린 건 아니다. 엄마가 질문하는 순간 내가 지친 표정으로 한숨을 푹 쉬면 엄마는 내 눈치를 보며 더 이상 묻지 않는다. 본인이 기억하지 못하지만 내가 대답하는 분위기로 보아 이미 이런 대화가 여러 번 오갔다는 것을 알아채신 것 같다. 그런 엄마의 반응을 볼 때면 짜증을 대신해 미안함과 후회가 몰려온다.

중병에 걸린 아버지를 돌볼 여력이 없다고 생각되자 고의로 방치하여 사망에 이르게 한 아들의 이야기가 뉴스에 나왔다. 뇌졸중에 걸려 거동도, 식사도 혼자 하지 못하는 아버지를 그 아들은 다른 가족 하나 없이 오롯이 혼자 돌봐야 했다. 몇 주간의 돌봄 끝에 그 아들은 비인간적인 선택을 했다. 이 기사에 생각보다 많은 댓글이 "아버지가 불쌍하지만, 아들의 마음도 이해는 간다."고 말했다. 한편으로는 "아버지를 오랫동안 수발한 것도 아니고, 퇴원해서 겨우 한 달도 돌보지 않은 상태에서 아버지를 방치한 것은 패륜이고 심히 잔인하다."고 말하는 사람도 많았다. 댓글에 비추어 볼 때 만약 그 아들이 거동도 하지 못하는 아버지를 오랜 기간 수발하다가 지쳐서 방치했다면, 만약 그랬다면 아버지가 사망했다고 해도 그 아들을 이해하는 분위기가 대세일 것 같았다. 그럼 누워만 있는 아버지를 돌보다가 어느 순간 아버지를 사망하도록 내버려 둬도 이해받을 수 있는 시점은 몇 년일까? 5년? 10년? 그 정도로 오래 부모의 병시중을 들었다면 힘들고 지쳐서 부모를 방치해도, 그래서 그 부모를 죽음에 이르게 해도 된다는 것에 많은 사람이 동의하는 것일까?

기억하지 못하고 같은 행동을 반복하는 엄마에게 짜증을 낼 때마다 후회하고 자책한다. 하나부터 열까지 내가 엄마의 모든 것을 책임져야 하는 상황이라면, 돌봄의 고충을 내세워서 나의 짜증을 합리화할 수 있는 걸까? 내 아이가 아파서 아무것도 못하고 누워 있을 때는 돌보기 힘들다는 마음보다 아픈 내 아이가 안타까운 마음이 훨씬 크다. 내가 내 아이에게 그러하듯, 엄마도 아마 '내 아이가 아프기보다는 차라리 내가 아팠으면'이라는 마음을 가졌을 거라고 생각한다. 나는 아직 나의 아이에게도, 나의 엄마에게도 부족한 엄마인 것 같다.

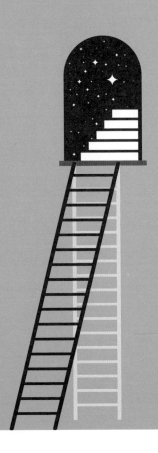

세
번
째
이
야
기

예쁜 치매라는 말이 싫다

'예쁜 고혈압', '미운 당뇨'라는 말은 없는데, 왜 유독 치매에만 '예쁜 치매', '미운 치매'라는 말이 붙는지 모르겠다. 치매에 걸리면 기억도, 행동도 본인의 의지대로 되는 게 아닐 텐데 그마저도 예쁜 치매, 미운 치매라고 분류하면 치매 환자로서 억울하지 않을까. 어떤 의사가 치매에 대해 쓴 신문 칼럼에서 '예쁜 치매는 마음이 예쁜 사람이 치매에 걸렸을 때 나타나는 증상'이며, '마음을 예쁘게 키워 두면 나이 들어 기억력이 줄어들더라도 예쁜 마음이 많이 남아 있다.'는 문구를 본 적 있다. 이 글을 보는 순간 화가 났다.

치매는 두뇌 기능이 저하되면서 두뇌 부위에 따라 건망증, 시공간 기능 손상, 일 처리 기능 손상, 충동조절장애 등의 문제가 대개 순차적으로 나타난다. 결국 어떤 성격과 기능을 보이는지는 손상된 대뇌 부위에 따른 것이지 해당 환자가 평소에 어떻게 살아왔고, 원래 성격이 어땠는지에 영향을 받는 것은 아니다. 그런데도 '원래 마음이 예쁜 사람은 치매에 걸려도 예쁘게 행동한다.'는 오해는 치매 환자에 대한 또 다른 편견을 만들어 낼 수 있을 것이다.

일각에서는 정서적으로 안정되고 일상 활동을 할 수 있는 가벼운 정도의 치매를 '예쁜 치매'라고 부르기도 하는데, 정서적인 문제나 일상생활의 수행 여부는 병이 깊어짐에 따라 심각해질 수밖에 없고, 환자의 의지나 노력으로 해결되기에는 제약이 따르는 부분이다. 병세가 심각해서 스스로 움직이지 못하고 통증 때문에 신경이 날카로워진다고 해서 우리가 "미운 암 환자", "예쁜 암 환자"라고 부른다면 그것 또한 폭력이지 않을까.

예전에는 말 잘 듣고 순한 아이가 착하다고 생각했다. 그러나 엄마, 아빠가 시키는 대로만 하는 아이는 착한 것이 아니라 미숙한 것일 수도 있다. 스무살이 넘어서도 여전히 엄마에게 "나 이제 뭐 할까요? 엄마가 하라는 거 할게요."라는 아이를 착하다고 보지 않는 것처럼 말이다. 아이들이 자라면 어느 순간 본인의 주관이 뚜렷해지고 부모와 갈등이 생기게 마련이다. 노인이나 치매 환자도 마찬가지다. 평생 살아오며 만들어진 본인만의 가치관이 있을 텐데, 요양보호사나 가족의 말을 듣지 않고 본인 고집을 내세우면 '미운 치매 환자'라고 치부되어야 하는 것일까?

영화 〈장수상회〉(2015)에서 영화배우 박근형 씨가 연기한 남자 주인공은 70대 할아버지다. 젊은 남자 사장이 운영하는 장수마트에서 일하고 있고, 앞집의 예쁘장한 할머니와는 소위 썸을 타는 사이다. 앞집 할머니와의 관계가 깊어지던 어느 날 앞집 할머니의 딸이 자신을 보고 "아빠"라고 부르자 당황하는데, 사실은 본인이 치매였고 앞집 할머니는 자기 아내이며 장수마트 사장이 자신이 아들임을 알게 되는 이야기다. 남자 주인공 칠성이 가족을 기억하고 눈물이 흐르는 마지막 장면은 관객으로서 슬프고도 가슴이 따뜻해지는 대목이다.

그러나 남자 주인공의 입장이 되어 보면 조금은 다른 이야기가 될 것 같다. 자신은 큰 문제 없이 혼자서 잘살고 있

213

고 평생을 혼자 살아왔다. 물론 그 기억은 사실과 다르지만, 적어도 치매 환자인 남자 주인공이 스스로 인생을 기억하는 범위 내에서는 그렇다. 그런데 어느 날 갑자기 직장 상사가 사실은 자기 아들이고 이웃집 할머니가 자신과 평생 함께 살아온 부인이라고 말한다면 그 자체로 충격적인 일 아닌가? 치매 환자가 잊어 버렸던 가족을 기억해 내고 서로 행복하게 살게 된다면 해피엔딩이지만, 대개는 낯섦에 당황하고 어찌할 줄 몰라 혼란스러워하는 것이 이야기의 일반적인 끝이 아닐까 싶다.

엄마가 씻지 않으려고 해서 우리도, 요양원 직원들도 힘들었다. 아프기 전에는 하루에도 몇 번씩 씻던 엄마였기에 우리는 엄마의 반응이 당황스럽기만 했다. 기름기가 흐르고 비듬이 내려앉은 모습의 엄마는 낯설었다. 항상 보드랍기만 하던 엄마의 살결이 건조하고 거칠어진 것이 마음이 쓰였다. 깨끗하게 씻자는 우리의 말에 신경질을 내고, 옷을 벗지 않으려고 도망 다니는 엄마의 모습이 당혹스럽고 화가 났다. 내가 아무리 달래고 설명하려고 해도 끝까지 거부하는 엄마에게 "왜 도와주려고 하는데 짜증을 내냐."라면서 나도 같이 화를 내 버렸다.

그러나 엄마의 시선에서는 낯선 사람들이 갑자기 와서 엄마의 옷을 벗기려고 했을 테다. 요양보호사들이 엄마에게 씻는 것을 도와드리겠다고 설명했겠지만, 엄마는 놀란 마음에 그 말을 제대로 이해하기 힘들었을 것이다. 내가 지금 있는 곳도 낯설고, 주위에 가족들도 하나 없는 환경인데 처음 보는 사람들이 갑자기 내 옷을 벗기려 하니 당연히 무섭고 두려울 수밖에 없다. 엄마도 그런 마음에 씻지 않고 옷을 벗지 않겠다고 버티고, 심지어 옷을 벗기려는 요양보호사의 팔을 물어 버렸던 게 아닌가 싶다. 그러니 병 자체로도 고통받고 있는 치매 환자에게 "예쁜 치매", "미운 치매"라며 순응과 독립을 강요하지 않았으면 좋겠다.

치매 환자라고 하면 두 가지 이미지가 떠올랐다. 첫 번째는 치매 말기에 누구도 기억하지 못하고 대화도 잘되지 않고 혼자서 아무것도 하지 못하던 외할머니의 모습 그리고 두 번째는 미디어에서 흔히 보았듯이 밥을 먹고도 내가 언제 밥을 먹었냐며 화를 내고 사람들을 의심하는 치매 환자의 모습이다. 그래서 치매에 걸린 사람들은 예의도 없이 마음 내키는 대로 행동하고 말할 거라고 오해했다. 치매에 걸리면 다른 사람들을 배려하거나, 규칙을 지키는 것에 대한 뇌의 능력도 잃어버린다고 생각했기 때문이다. 그러나 우리 엄마는 여전히 낯선 사람에게 예의를 차리고 조심스럽게 행동한다. 항상 공손하게 인사하고 보는 사람마다 참 이쁘게 생겼다며 쓰다듬는다.

다만 엄마의 기억 속에서 낯익은 사람들이 점점 줄어들고 주위의 모든 사람이 낯설어지는 것뿐이다. 그래서 익숙한 사람 하나 보이지 않는 불안한 상황에서는 더 방어적으로 굴고 공격적으로 행동하는 것 같다. 엄마, 아빠는 언제나 내 편이었다. 마음이 힘들 때 엄마, 아빠를 떠올리는 것만으로 든든해졌다. 세상 모두가 내게 손가락질하는 일이 생기더라도 엄마, 아빠는 내게 따뜻한 품을 내어 줄 거라는 믿음이 있기 때문이다. 그런데 엄마의 기억 속에 가족이 남지 않는다면 엄마는 혼자가 되는 것이 아닐까. 엄마에게 편안하고 익숙한 사람, 힘들 때 기댈 수 있는 사람이 아무도 남지 않을까 봐, 그래서 엄마가 더욱 외로워질까 봐 두렵다.

'예쁜 고혈압', '미운 당뇨'라는 말은 없는데,
왜 유독 치매에만 '예쁜 치매', '미운 치매'라는
말이 붙는지 모르겠다.

치매에 걸리면 기억도, 행동도 본인의 의지대로
되는 게 아닐텐데 그마저도 예쁜 치매, 미운 치매라고
분류하면 치매 환자로서 억울하지 않을까.

네
번
째
이
야
기

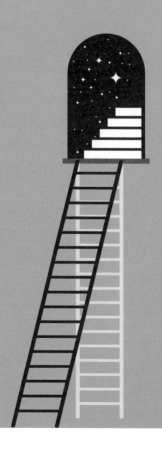

치매에 걸리고서야
사랑한다고 말했다

우리집은 평범한 가정이다. 자기소개서에서 흔히 볼 수 있는 상투적인 표현, '엄격하신 아버지와 자상하신 어머니'라고 하기에는 두 분 다 그다지 엄격하지 않았고, 그렇다고 애정 표현을 많이 하는 편도 아니었다. 당신들이 그렇게 자라서인지 자식들에게 칭찬이나 애정이 담긴 말을 많이 하지 않았고 과묵하신 편에 가까웠다. 두 분이 항상 바쁘고 힘들게 일하는 것을 알기에 부모님에게 대들거나 화를 내는 건 상상도 할 수 없는 분위기였다. 그래서 엄마를 친구처럼 편하게 대하는 내 친구들을 볼 때면 신기하면서도 그런 풍경이 낯설었다.

치매에 걸리고부터 엄마는 카톡도, 문자도 점점 안 쓰게 되었다. 예전에는 친구들이나 우리가 보내준 동영상을 보면서 웃기도 하고 서투르게나마 문자도 보냈는데 어느 순간부터는 카톡도 거의 하지 않았다. 엄마에게 카톡 메시지를 보내도 '읽음'을 표시하는 숫자 1이 사라지지 않았다. 엄마 옆에 앉아 메시지 보내는 방법을 설명해 주려고 해도 귀찮아하면서 모르겠다고만 했다.

엄마가 요양원에 입소할 때는 코로나가 여전히 기승을 부리고 있었다. 코로나 전파 가능성 때문에 새로 요양원에 입소하는 사람들은 격리실에서 3일 동안 혼자 지내야 했다. 직원들이 마스크 쓰고 들락거리며 식사나 다른 활동을 챙겨주기는 하지만, 다른 입소자들과 접촉할 수 없고 무엇보다 격리실 밖으로 나갈 수가 없었다. 배회 증상이 심한 엄마는 방 밖으로 나가지 못하니 답답하다고 계속 전화를 걸어댔다. 엄마와 통화하며 상황을 설명하고 곧 보러 가겠다고 엄마를 달래도, 5분이 안 되어 또 전화가 왔고 같은 대화를 처음부터 반복해야 했다. 나중에는 격리실에 갇혀 있는 게 너무나 힘든지 엄마가 남동생이랑 전화하다가 "제발 데리러 와 달라."라며 울었단다. 남동생이 가슴이 너무 아프다고 엄마를 집에 모셔 왔다가 몇 달 뒤에 다시 요양원 입소를 시도해 보자고 제안했다. 그러나 나와 언니는 '지금 모셔 와도 엄마 혼자 지내는 상황이 불안하기는 마찬가지'라며, "한 번은 겪어야 할 일이니 조금만 견뎌 보자."라고 설득했다. 그러면서도 한편으로는 내내 불안했다. 엄마가 혹시 버림받았다고 생각하고 있지는 않을까…. 어디인지 모르는 낯선 곳에서 무섭거나 힘들지는 않을까….

어느 날 갑자기 아는 사람 하나 없는 곳에 갇혀 있는 셈인 엄마가 걱정되어 종일 신경이 쓰이고 안절부절못했다. 엄마 전화를 받고 있노라면 엄마를 지금 여기에 두는 게 맞는지, 지금이라도 엄마를 다시 모시러 가야 하는지 끊임없이 고민되었다.

그러다 퇴근길에 엄마에게서 문자 하나가 왔다. 너무나 오랜만에 받은 엄마의 문자였다. 그리고 처음 들어 보는 말이 있었다.

"지은아…. 사랑해."

내내 불안함과 미안함, 죄책감이 섞여 있던 마음이 그 문자 하나에 무너져 내렸다. 문자를 보고서 집에 가는 내내 평

펑 울었다. 어버이날에 "엄마, 이렇게 예쁘고 건강하게 잘 키워 주셔서 감사해요."라고 애교 섞어 말을 하면 "너희가 다들 착하게 잘 커서 내가 더 고맙지."라고 말하던 엄마였다. 그러나 나도 엄마도 '사랑한다.'라는 표현은 해 본 적이 없었다. 사랑하는 마음이 가득해도 그 말이 어색해서 차마 입이 떼어지지 않았다. 엄마가 치매에 걸리고서야 처음으로 엄마에게서 '사랑한다.'라는 말을 들었다.

엄마가 요양원 입소 초반에는 우리랑 통화할 때마다 "너 지금 어디냐. 나 좀 데리러 와라."라고 했는데, 요즘은 좀 적응이 되었는지 "엄마 있는 데로 와라. 여기서 같이 살자."라고 하신다. 예전에 엄마가 혼자 살 때라고 자식들이 왜 보고 싶고 그립지 않았을까. 그래도 자식들이 바쁘고 힘들까 봐 '엄마 보러 와라.'는 말을 단 한 번도 하지 않았는데, 치매에 걸리고서야 "엄마 보러 오라."라고, "같이 살자."라고 마음속의 말을 솔직하게 다 한다. 옆에서 챙겨 주지도 못하고 원하는 거 다 해 줄 수도 없지만 그래도 우리 엄마가 하고 싶은 말, 하고 싶은 거 다 했으면 좋겠다.

❀

퇴근길에 엄마에게 문자 하나가 왔다.

너무나 오랜만에 받은 엄마의 문자였다.

그리고 처음 들어 보는 말이 있었다.

"지은아…. 사랑해."

5

나의 미래가
걱정된다면

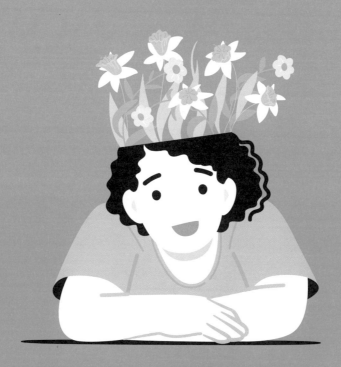

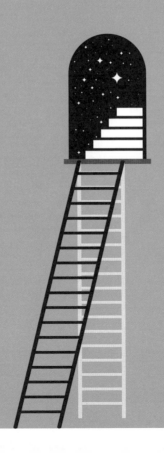

첫
번
째

이
야
기

사진 찍으면 100원!

　나의 어릴 적 사진 중에는 주먹을 꼭 쥔 채 울상인 얼굴로 찍힌 사진이 있다. 엄마 말로는 사진 속의 내가 100원짜리를 손에 움켜쥐고 있다고 했다. 나는 어릴 적이나 지금이나 사진 찍히는 것을 싫어하는데, 아빠가 귀여운 막내딸 사진을 찍어 주고 싶어서 내게 카메라만 들이대면 내가 사진 찍기 싫다고 도망갔단다. 결국 아빠가 내게 100원을 주면서 사진 한 번만 찍자고 어르고 달랬고, 나는 과자를 먹고 싶은 마음에 그 돈을 받아 들고 울상을 지으며 사진을 찍은 것 같다.

　우습게도 나의 그런 성향은 아빠에게 물려받은지라 아빠도 사진 찍히는 것을 싫어했다. 덕분에 우리집에는 아빠의 사진이 많지 않다. 아빠는 난치성 질환에 걸려 4년 정도 앓다가 돌아가셨는데, 병에 걸린 후로는 외모의 변화 때문에 사진 찍히는 것을 더 싫어했다. 그래서 돌아가시기 전 몇 년 사이에 찍은 아빠 사진은 거의 없고 아주 예전에 찍은 아빠 사진만 남아 있다. 내 아이의 동영상은 차고 넘치는데 아빠의 동영상은 하나도 없다. 내 아이가 갓난아기일 때는 그 시기의 모든 순간이 아쉽고 소중해서 수시로 카메라를 들이 댔다. 아이가 하품하는 모습, 새근새근 자는 모습, 심지어 똥 싸느라 얼굴이 빨개진 모습까지 모든 게 새롭고 사랑스 러웠다.

그러나 항상 거실에 앉아 TV를 보거나 낚시를 가는 아빠의 모습은 새로울 게 없는 일상이었다. 나의 옆에 아빠가 앉아 있는 모습은 내일도 모레도 비슷한 일상일 거로 생각해서 사진으로 남기려 애쓰지 않았다. 아빠의 사진은 가족들이 모두 모였을 때나 아빠가 친구들이랑 여행을 갔을 때 찍은 사진 몇 장이 고작이다. 아빠가 돌아가신 이후 태어난 내 남동생의 아이, 할아버지를 한 번도 보지 못한 나의 조카에게 아빠의 목소리를 들려주고 싶어도 아빠의 목소리가 나온 동영상을 찾을 수가 없다. 나를 부르던 아빠의 목소리가 기억은 나는데, 점점 그 기억이 희미해지는 것 같아 무섭다.

난치성 질환을 진단받은 이후 아빠는 입원과 퇴원을 반복했고, 기운이 없어서 오래 외출할 수 없었다. 체중이 줄면서 엉덩이 살이 빠져 오래 앉아 있는 것도 힘들어했다. 또 질환의 증상으로 얼굴이 붓고 피부가 까매지자 아빠는 사람을 만나는 것도 피하려고 했다. 벚꽃이 흐드러지던 어느 예쁜 봄날에 아빠 병문안을 갔는데, 병원의 침대에 누워 있던 아빠가 하신 말씀이 지금도 떠오른다.

"예전에 너희가 가족 여행 가자고 할 때 갈 걸 그랬다. 그때는 낚시가 재미있으니까 맨날 낚시 다니느라 바빴지. 그런데 지금 보니까 여행 많이 못 다닌 게 아쉽다. 나중에 병 다 나으면 엄마랑 전국 일주 하련다."

옆에서 병간호하던 엄마는 "당신이랑 둘이 무슨 재미로 여행을 다녀."라고 새침하게 퉁겼다.

아빠가 편찮으시기 전에 나는 어린아이를 키우느라 몸도 마음도 여유가 없었다. 언니가 엄마, 아빠에게 가족 여행을 가자고 몇 번 말을 꺼냈으나, 낚시에 재미를 붙인 아빠는 시간이 없다고 자꾸 나중으로 미뤘다. 그런데 막상 몸이 아파

꼼짝없이 집에만 있으니 무척 답답하셨나 보다. 그때 여행 갈 걸 그랬다고, 나중에 다 나으면 엄마랑 여행 가겠다는 말을 여러 번 하셨다.

그러나 결국 아빠는 전국 일주를 못하신 채로 하늘로 가셨고, 그즈음부터 엄마의 기억력이 예전 같지 않아 우리는 불안해졌다. 엄마의 몸과 마음이 괜찮을 때, 열심히 여행을 다녀야겠다는 마음으로 그때부터 엄마랑 여행을 참 많이 다녔다. 처음에 엄마에게 여행 가자고 하면 "할 일도 많은데 무슨 여행이냐."라고 마다했다. 별로 안 가고 싶어 하는 엄마를 며칠 동안 졸라대다시피 설득해야 했다. 그러나 한두 번 다니다 보니 엄마도 여행이 즐거운지, 어느 순간부터는 "엄마, 여행 갑시다." 하면 시원스레 "그러자."라고 하신다.

먼저 살아 봤다고 어린 사람에게 훈수를 두면 꼰대 되기 십상이라 함부로 후배에게 조언하지 않는다. 그런데도 친한 친구나 후배에게는 꼭 당부한다. 부모님이랑 여행 다니고 사진이랑 동영상 많이 찍으라고 말이다. 나도 그때 사진 찍기 싫다고 하던 아빠에게 100원짜리 동전을 한 움큼 쥐여 주면서 사진, 동영상을 많이 찍을 걸 그랬다.

아빠가 돌아가신 이후 태어난 내 남동생의 아이,

할아버지를 한 번도 보지 못한 나의 조카에게

아빠의 목소리를 들려주고 싶어도 아빠의

목소리가 나온 동영상을 찾을 수가 없다.

나를 부르던 아빠의 목소리가 기억은 나는데,

점점 그 기억이 희미해지는 것 같아 무섭다.

두 번째 이야기

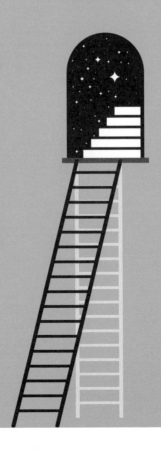

기억이 안 나면
약을 먹으라고?

대학을 졸업하고 막 취업했을 때 대학교 동기들이 만나서 이야기하다가 누군가가 말했다.

"야, 20대 후반 되니까 기억력이 떨어지나 봐. 일하던 중에 뭔가를 찾으려고 서랍을 열었다가, 잠깐 전화 받고 나면 '내가 서랍을 왜 열었지?' 할 때가 있다니까."

지금 이 나이에 20대 후반이 이런 말 하는 것을 들으면 우습지만, 나이 먹을수록 기억력이 떨어지는 건 어쩔 수가 없나 보다. 항상 작년의 나보다 올해의 내가 기억력이 더 또랑또랑하지 못한 것 같은 것은 나만의 착각일까. 그나마 직장에서는 뭔가를 놓치는 일이 덜한 편이다. 집에서는 쌓여 있는 집안일과 육아 때문에 멀티플레이가 기본이니 더욱 정신이 없다. 서랍장에 양말을 가지러 갔다가 나오는 길에 바닥에 책들이 쌓여 있으면 양말을 한쪽에 놓아둔 채 책을 정리한다. 책장에 책을 가지런히 정리하고 나서는 '내가 양말을 어디에 뒀더라?' 하며 찾아 헤맨다. 아이 준비물은 언제 사러 갈지, 장 보러 가서 무엇을 사야 할지, 빨래는 언제 돌릴지 등 끝없는 할 일에 다른 생각을 하면서 집안일을 하고 나면 가끔은 방금 전에 했던 것도 기억이 안 난다. 그러던 어느 날. 그날도 역시나 "내가 아까 휴대폰을 어디에 뒀더라?" 하면서 휴대폰을 찾아 헤매고 있었다. 그런 나를 옆에서 지켜보던 신랑이 한마디 했다.

"왜 휴대폰을 맨날 찾아? 기억이 안 나면 약을 먹어."

순간 굉장히 기분이 나빠졌다. 치매가 100% 유전이라고 할 수 없지만, 분명히 유전적인 요인이 작용하기에 사실 가끔 나도 '나이 들어서 치매 걸리면 어쩌지?'라는 걱정이 들긴 했다. 그런데 신랑이 아무렇지 않게 "치매 걸리기 전에 미리 약을 먹어야 하는 거 아냐?"라고 말하는데 그 말이 왜 그렇게나 언짢은지 모르겠다.

"본인 걱정이나 하셔. 본인은 치매 안 걸릴 자신이 있나 보지?"

"우리집은 유전적인 요인이 없어. 집 안에 치매 걸린 어른들이 없다니까."

"내가 치매 걸려서 당신 고생시킬까 봐 그래? 나는 나이 들어서 당신이랑 안 놀고 혼자 여행 다닐 거야. 그러다가 몸 아프면 요양원 들어갈 거니까 걱정하지 마."

이렇게 핀잔을 주고 돌아서는데도 마음이 풀리지 않는다. 사실 "약을 먹어라."라는 신랑의 말 어디에서도 "치매 걸려서 고생시키지 말고."라는 표현이나 뉘앙스는 없었다. 그러나 자신은 걸리지 않을 거라는 확신과 함께, 나는 유전적 요인이 있으니 치매에 걸릴 확률이 높다고 말하는 것 같아 괜스레 기분이 상했다. 내가 엄마에게 약을 챙겨 먹으라고 잔소리했던 게 이렇게 기분 나쁘게 들리지는 않았을까 싶다. 치매에 걸리지 않으려면 당연히 약을 먹어야 한다고 생각했고, 자꾸 약을 먹지 않으려고 하는 엄마에게 "나중에 안 아프려면 약을 먹어야 하는데 왜 약을 안 챙겨 먹냐."라고 성화였다. 그러나 내가 그 상황이 되어 보니 약 먹으라는 말 자체도 기분이 나쁠 수가 있다는 것을 뒤늦게야 깨달았다.

얼마 전 선배와 식사하면서 근황을 나누었다. 최근에 요양원에 어머니를 모셨다는 선배는 "우리 엄마는 몸만 아프고 정신은 멀쩡한데, 요양원에는 다 치매 환자라서 엄마가 말도 안 통하고 더 힘든 것 같아."라며 속상해했다. 치매인 우리 엄마가 요양원의 다른 어르신들을 힘들게 하는 경우가 있음을 알고 있기에 선배가 어떤 마음인지 이해가 되었다. 그러나 동시에 억울하기도 했다. 치매 환자가 다른 사람을 괴롭히려고 의도한 것도 아니고 병의 증상이 그런 것뿐인데, 요양원에서마저 치매 환자가 기피 존재로 취급되는 것 같다.

내가 망설이다 털어 놓은 우리 엄마의 치매 소식에 선배는 당혹감과 놀람이 뒤섞인 표정을 지었다.

"아이고, 어쩌다가 치매에 걸리셨대? 집안 어르신 중에 치매 걸린 분이 있어?"

"네, 외할머니도 치매로 요양원에 계시다 돌아가셨어요."

"아~ 그렇구나. 그렇지. 치매는 워낙 유전이라고 하니까."

외할머니가 치매에 걸렸었다는 말에 선배는 우리 엄마가 치매인 것이 이해된다는 표정으로 고개를 끄덕였다. 선배뿐 아니라 주위의 많은 사람이 보이는 그 반응이 나는 살짝 거

북했다. 가족력 이외에 여러 가지 위험 요인이 있음에도 불구하고, 치매가 유전 질환처럼 취급되는 것에 대한 반발심이었나 보다. 외할머니가 치매니까 엄마가 치매인 것도 당연하다는 건가. 어쩌면 나중에 나와 형제들이 치매에 걸리는 것도 당연하게 받아들여야 하는 건가. 혹은 치매 부모를 둔 나 같은 사람들은 예비 환자로 취급되어도 괜찮은 건가.

아프리카 아이들에 대한 지원과 기부를 요청하는 TV 광고에서 영양실조로 기운 없이 축 늘어져 있는 아이, 줄줄이 딸린 동생들을 돌보느라 종일 일하는 아이, 더러운 식수를 길어오느라 학교에 가지 못하는 아이를 볼 때마다 안타깝고 마음이 아팠다. 동시에 마음 한편으로 '왜 책임지지도 못할 거면서 애들을 저렇게 많이 낳아서 아이를 힘들게 하는 걸까?' 하며 그 부모에 대한 원망 그리고 무책임해 보이는 행동에 대한 실망과 분노도 느꼈다. 가깝게는 우리나라의 TV 프로그램인 〈인간극장〉에서 비슷한 사례를 볼 수 있었다. 예를 들어 어려운 형편에 아이를 10명씩 낳아서 첫째가 부모 대신 막내를 키워야 하는 경우, 혹은 둘 다 장애인 부부인데 아이를 낳아서 아이가 장애 있는 부모를 보호자처럼 보살펴야 하는 경우가 그랬다. '부모가 부모 역할을 다하지 못할 것 같고 무엇보다 아이를 남들보다 제대로 키울 수 없을 것 같은데, 본인들 결정으로 아이를 낳아 키우는 게 무책임한 거 아닐까?'라는 생각도 했던 거 같다. 그러나 돌이켜보면 그건 내 알량한 우월감에서 나온 생각이었다. 엄마의 치매 증상으로 고민이 많던 때에 나와 언니의 대화를 들은 내 아이가 물었다.

"엄마, 할머니의 엄마도 치매였다는데 할머니도 치매면, 나도 그 유전자가 있는 거야?"

재벌 3세처럼 많은 재산을 물려주지는 못해도 의식주 걱정해야 할 만큼 힘들지 않게 키울 자신이 있었다. 내 아이에게 연예인처럼 뛰어난 외모를 물려주지는 못해도 살아가는데 큰 불편 없는 건강과 외모를 가지게 해 줄 수 있다고 생각했다. 그런데 내 아이의 말을 듣는 순간 내 생각이 편견이었음을 깨달았다. 내가 내 아이에게 치매나 고혈압 등의 유전자를 물려주는 것이 내가 비난했던 장애인 부모와 다를 게뭐가 있나?

치매 가족력이 있다고 해서 반드시 치매에 걸리는 것도

아니고, 치매 가족력이 없다고 해서 치매에 걸리지 않는다는 법도 없다. 내가 무책임하다고 생각했던 장애인 부모나 아프리카 부모도 마찬가지다. 가난하고 힘든 상황에서 아이를 낳아 키웠지만, 그 모든 아이가 반드시 그렇게 가난하고 힘들게 살라는 법은 없다. 결국 내가 내 아이에게 완벽함을 줄 수 없듯 장애인 부모나 아프리카 부모도 마찬가지인데, 내 기준으로 내 상황이 낫다고 판단하고 우습게도 그들을 무책임한 부모로 매도했던 것이다. 그리고 내가 그 장애인 부모나 아프리카 부모의 입장이 되어 보니 나의 판단이 얼마나 오만하고 편협했는지를 알게 되었다. 내가 내 아이에게 완벽한 조건과 환경을 만들어 줄 수 없듯이, 내 부모 역시 나에게 좋은 것만 줄 수는 없다. 그러나 내가 그랬듯 나의 부모님도 주어진 상황에서는 언제나 최선을 다했으리라는 것은 의심치 않는다. 불완전한 환경에서도 긍정적인 것을 바라보고 감사함을 배우고, 행복을 느끼는 법을 가르치면 된다.

세
번
째
이
야
기

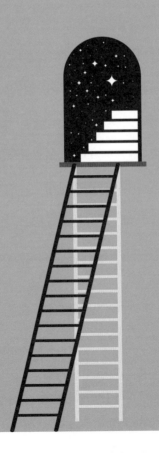

집 비밀번호를 잊어 버렸다

며칠 전 퇴근길에 언니에게 문자가 왔다.

"내일 너희 집 근처에 갈 일 있으니까 잠깐 들러서 김치 주고 갈게. 집 비밀번호가 뭐야?"

우리집 비밀번호는 습관적으로 누르기만 했지, 비밀번호를 누군가에게 알려 줄 일이 없었다. 갑자기 비밀번호를 알려달라는데 아무 생각도 나지 않았다. 비밀번호가 바로 떠오르지 않으니 당황스러웠다. 집에 거의 도착한 상태인데 비밀번호가 여전히 기억나지 않았다. 1층에서 집까지 엘리베이터를 타고 올라가는 동안에도 계속 비밀번호를 떠올리려고 했지만, 머릿속에서 온갖 숫자가 섞여서 뒤죽박죽이었다.

'괜찮아. 집 앞에 서서 습관처럼 누르면 될 거야.'라며 애써 진정하려 했으나 심장은 쿵쾅거리고 마음은 초조했다. 마침내 집 앞에 섰을 때는 이미 머리도 마음도 난장판인 상태였다. 손가락이 자연스럽게 움직이기에 앞서, 내 머릿속에는 낯선 번호와 낯익은 번호의 조합이 끊임없이 떠올랐고 어떤 것도 "아, 이거였지."라며 명쾌한 결론에 이르지 못했다. 심호흡하며 머리에 떠오르는 숫자를 눌러 보았지만, 첫 번째 실패, 그다음에 다른 번호를 눌러보는 손끝에도 자신이 없다. 결국 세 번의 비밀번호 시도가 모두 실패하자 현관문 잠금장치가 삐빅거리며 일정 시간 동안 잠금상태가 되어 버렸고, 내 등줄기에는 식은땀이 흘러내렸다. 하필 집에는 아무도 없어 문을 열어 달라고 할 수도 없었다. 신랑이나 아이에게 전화해서 집 현관의 비밀번호를 물을 용기도 나지 않았다. 무엇보다 매일 사용하는 집의 비밀번호가 생각이 나지 않는다는 사실에 무섭기도 하고 울고 싶어졌다. 집 앞에 서서 생각하다가는 마음이 더 혼란스러울 것 같았다. 잠깐 집 앞을 벗어나 바람을 쐬면서 차분히 생각해 보기로 했다. 다시 엘리베이터에 타고 내려가는데 엘리베이터가 1층에 도달하는 순간, 갑자기 "아" 하면서 숫자가 퍼뜩 떠올랐다. 곧장 다시 집으로 올라가 비밀번호를 눌렀더니 다행히 열렸다. 서늘해졌던 가슴 한구석을 쓸어내리며 안도의 한숨을 내쉬었다.

친하게 지내는 선배가 "진짜 50대가 되니까 기억력이 예전 같지 않아. 가끔 집 비밀번호가 기억이 안 난다니까."고 말했을 때는 "뭐 이것저것 챙길 것이 많으니까 바쁘다 보면 가끔 헷갈릴 수도 있죠."라며 가볍게 웃어넘겼다. 요즘 내 또래의 주위 사람들이 "사람 이름이 잘 기억 안 난다."는 말을 많이 한다. 대화하다가 연예인 이야기가 나오면 "아, 그 사람 이름이 뭐였지? 아 그 있잖아. 드라마 미생에 나왔던 남자 주인공."이라고 말하는 식이다. 치매 가족력 없이 건강한 80대 엄마와 사는 내 후배가 사람 이름을 기억 못하고 헷갈릴 때, 내가 그 후배에게 대부분 정확한 정보를 알려 주는 편이었기에 나의 기억력을 많이 걱정하지는 않았다. 그런데 집 비밀번호가 바로 생각나지 않았던 그 순간, 치매에 걸린 엄마가 떠오르면서 너무 무서워졌다. 치매 가족력이 없다면 어쩌면 웃고 넘길 에피소드가 되었을 수도 있다. 그러나 치매에 걸린 부모를 보면서 '혹시나' 하는 걱정을 안고 사는 사람들에게는 휴대폰을 어디에 두었는지 생각이 안 날 때, 차를 어디에 주차했는지 몰라 주차장을 빙빙 돌 때, 매번 쓰던 비밀번호가 떠오르지 않을 때, 소소한 것이라도 기억이 안 나는 모든 순간이 섬뜩한 경험이다.

아버지가 치매인 친구가 있다. 요양원에서 아빠의 생일 파티를 했다며 사진을 보여 주는데, 친구의 아버지는 가족들에게 둘러싸여 생일 케이크 앞에 앉아 있으면서도 초점 없이 땅바닥만 내려다보고 있었다. 친구 아버지의 사진을 봤던 그때만 해도 우리 엄마는 경도인지장애로 증상이 심하지 않았을 때였다. 가족들 속에서 홀로 다른 세계에 있는 듯한 친구 아버지의 모습이 낯설고 안타까웠다. 치매 부모님을 둔 같은 처지이기에 친구에게 물을 수 있었다.

"치매는 가족력이 있다고 하잖아. 혹시 너도 치매에 걸릴까 봐 걱정되지는 않아?"

"사실 걱정되지. 게다가 형제 중에 내가 제일 나이 많은 첫째라서 더 불안한 마음도 있어. 그런데 그런 걱정을 하면서 살기에는 인생이 너무 아깝잖아."

그렇다. 나의 친구 말대로 치매를 걱정하느라 지금 나에게 주어진 소중한 시간을 낭비하는 것이야말로 어리석은 짓이다. 교통사고 나는 것이 무서워서 밖에 나가지도 않고, 집 안에서만 지낼 수는 없지 않은가. 피할 수 없다면 의연하게 맞서야 한다.

치매에 대한 걱정에 인생을 좀 먹히기보다, 건강하고 멋지고 여유롭게 사는 나의 모습을 꿈꾸면서 더 강하게 지내야겠다. 언젠가 죽겠지만 그래도 절대 죽지 않는 사람처럼 오늘을 열심히 즐겁게 살아가는 수밖에 없다. 그때를 위해 행복한 기억을 저축하고 후회를 덜어내는 법을 배우는 중이다.

네 번째 이야기

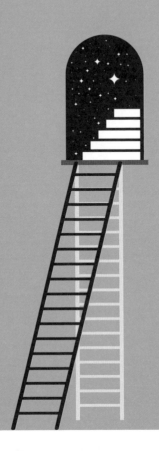

엄마의 뒷모습에서
나를 발견할까 봐 무섭다

깔끔한 성격의 엄마는 치매에 걸려서도 계속 집 안을 닦아 댔다. 식탁이나 방바닥의 먼지나 물기를 그냥 두고 보지 못했다. 모두 둘러앉아 가족들과 맛있는 것을 먹을 때에도 엄마는 식탁에 떨어진 음식 부스러기를 닦아 내고 털어 냈다. 쓰레기나 부스러기를 치우느라 제대로 밥을 먹지도 못하는 엄마에게 우리는 그만 좀 하라며 달랬지만 소용없었다.

언니들과 같이 커피와 비스킷을 먹던 중이었다. 이야기하면서 테이블에 떨어진 과자 부스러기를 무심코 닦아 냈는데, 언니가 "아, 그러지 마. 엄마같이 왜 그래?"라고 말했다. 순간 흠칫했다. 사실 깔끔한 엄마를 보고 자랐으니, 언니들이나 나도 집 안이 어질러진 꼴을 참지 못하는 편이다. 그러나 어느 순간 엄마처럼 계속 식탁을 닦아대는 나의 모습을 인식할 때면 마음 한편에 두려움과 걱정이 스멀스멀 올라온다. 치매에 걸려서도 탁자 위 얼룩을 문질러대는 엄마의 모습 위로, 30년 뒤에 엄마처럼 치매 걸린 모습으로 탁자를 닦아대는 내 모습을 상상하게 되기 때문이다.

엄마가 치매에 걸린 후로는 자꾸 휴지에 집착했다. 휴지가 보일 때마다 엄마는 돌돌 말아서 주머니에 쑤셔 넣었다. 바지 주머니에도 넣어 놓고, 가방에도 넣어 놓고, 잠바 주머니에도 넣어 두었다. 여기저기 잔뜩 챙겨 놓고도 금방 잊어버리니, 휴지가 눈에 보이면 돌돌 말아 터질 듯한 주머니에 또 쑤셔 넣었다. 엄마한테 휴지를 조금만 챙기라고 이야기해도 다 필요한 데가 있다고 했다. 산책하러 나갔다가 강아지가 용변을 보면 이걸 치우는 데도 휴지가 필요하고, 혹시 엄마가 밖에 나갔다가 화장실이 급하게 되면 그때에도 휴지가 필요하기 때문이란다. 언제 어디서 휴지가 필요할지 모르니 미리미리 챙겨놓아야 한다고 했다. 치매 환자는 뇌가 손상되면서 불안감이 높아진다는데, 우리 엄마는 원래 깔끔했던 성격이라 그런지 그 불안감을 휴지로 닦아 내려고 했나 보다.

가족들과 같이 외출하다 보면 휴지가 없어서 곤란할 때가 있다. 겨울에 따뜻한 차를 마시다가 콧물을 훌쩍거리거나, 음료를 쏟아서 급하게 닦아 내야 할 때 휴지가 없으면 난감하다. 몇 번 그런 일을 겪고 나서 나도 작은 휴대용 티슈를 가방에 넣고 다닌다. 가방을 메지 않고 외출할 때는 옷의 주머니에 휴지를 챙겨 넣는다. 그러다 어느 날 내 외투 주머니에 쌓여 있는 휴대용 티슈를 보는 순간, 엄마가 떠올랐다. 집을 깨끗이 정리하는 것이나 만일을 대비해서 휴대용 티슈를 구비하고 다니는 것은 좋은 버릇이다. 그러나 엄마를 닮은 내 모습에서 그리고 치매에 걸려서도 여전히 엄마가 하는 행동들을 어느 순간 자연스레 따라 하는 나의 행동에서 엄마가 느껴지면 마음이 덜컥 내려앉는다. 테이블을 열심히 닦다가도 '엄마를 닮아서 깔끔하다.'가 아니라 '엄마 닮아 치매 걸리면 어쩌지?'라고 슬그머니 걱정되는 것이다. 좋은 습관을 만들어 준 것에 대한 감사보다, 엄마를 닮지 않고 건강하게 살고 싶은 욕심이 앞서는 내 마음이 싫지만 부정할 수가 없다.

　　치매 가족력이 있으면 치매 위험도가 높아진다는 연구 결과를 볼 때마다 무서워진다. 여성이 남성보다 치매 위험이 크다는 말을 들으면 불안하다. 치매 걸린 외할머니를 볼 때만 해도 할머니가 불쌍하고 안타까운 마음이었다. 그러나 엄마가 치매에 걸리자, 치매라는 질환이 나에게 점점 다가오는 것 같아 두렵다.

'외가 쪽은 치매 유전자가 있지만, 친할머니는 90세가 넘도록 정신이 또렷하게 지내다 돌아가셨으니 괜찮을 거야. 엄마는 치매에 걸렸어도 첫째 외삼촌은 지금도 건강하게 사회생활하고 계시니, 치매 유전자는 확률일 뿐 나는 치매에 걸리지 않을 거야.' 엄마와 나의 다른 점 그리고 치매에 대해 내가 가진 유리한 조건들을 꼽아가며 애써 마음의 위안을 얻으려 한다. 때로는 엄마를 걱정하면서도 동시에 엄마를 닮을까 봐 걱정하는 내 모습이 이기적으로 느껴지기도 한다.

엄마가 치매에 걸린 후 치매 관련 자료나 책을 보면서 공부했다. 원래 엄마의 치료나 돌봄을 위한 것이었지만 치매 예방에 대한 이야기가 나오면 주의 깊게 보게 된다. 한 일본 의사의 책을 보니 치매가 60대 이후 나타나더라도 뇌의 변화는 40대부터 시작된단다. 극단적으로 말하면 알츠하이머가 40대부터 시작된다는 것인데, 치매 환자의 뇌에서 나타나는 베타 아밀로이드가 40대 후반부터 축적된다고 했다. 대개의 치매 환자는 80세 즈음부터 발병하고, 우리 엄마는 평균보다 일찍 발병해서 70대 중반에 치매에 걸렸다. 아직은 30년 넘게 시간이 남았으니 꾸준히 관리하고 예방하면 된다고 생각했는데, 그 책을 보니 갑자기 마음이 조급해진다. '나는 지금 건강하게 생활하고 있나' 하며 나의 생활 습관을 돌아본다.

자기계발서를 읽으면 '목표의 시각화'가 중요하다는 이야기가 많이 나온다. 뇌는 우리가 자꾸 생각하는 것을 현실로 착각하고, 이와 관련된 정보를 잘 골라낸다는 것이다. 소음으로 가득한 카페에서도 누군가 부르는 내 이름은 잘 알아들을 수 있고, 내가 신발을 사려고 할 때는 다른 사람들의 신발만 눈에 보이는 것처럼 말이다. 꿈꾸는 대로 된다는 것도, 결국은 꿈과 관련된 정보를 잘 찾아내어 우리가 그쪽으로 가기 때문일 거다. 예전에 한참 열풍이었던 책《The Secret 시크릿》(론다 번 지음, 김우열 옮김, 살림Biz, 2007)에서 '간절히 바라면 온 우주가 에너지를 모아 도와준다'고 해서, '이게 무슨 말도 안 되는 소리야. 사람들이 듣고 싶어 하는 말을 해 주니까 이 책이 인기가 있는 건가?'라며 의심의 눈초리를 보 낸 적이 있다. 그러나 목표의 시각화나 관련 정보를 골라내 는 뇌의 능력을 고려하면 터무니없는 소리는 아닌가 보다. 뇌는 머릿속의 이미지와 관련된 쪽으로 정보를 모으고 실행 능력을 강화하니, 내가 피하고 싶은 부정적인 모습보다 내 가 이루고 싶은 긍정적인 모습을 자꾸 생각해야 한단다. 그 래서 요즘은 언니와 틈날 때마다 이야기한다. "우리 은퇴하 면 크루즈 여행 다니면서 유럽의 카페들도 가고, 크루즈에 서 바다를 보면서 수영하자."고 말이다.

젊을 때부터 관리해야 하는 치매 예방법

치매 환자의 가족이 많이 걱정하는 것이 바로 유전적 영향일 것입니다. 유전자와 생활 습관의 영향을 분석한 한 연구에서는 유전자 위험도와 건강한 생활 습관에 따른 치매 발생률을 비교한 바 있습니다. 유전적 위험도가 낮으면서 건강한 생활 습관을 지닌 사람과 비교했을 때, 유전적 위험도가 낮고 건강하지 않은 생활 습관을 지닌 사람의 치매 발생률은 1.5배, 유전적 위험도가 높고 건강한 생활 습관을 지닌 사람의 치매 발생률은 1.9배 높았습니다. 그러나 유전적 위험도가 높고 건강하지 않은 생활 습관의 치매 발생률은 2.8배까지 증가하였습니다.

치매 연구 중 노트르담 교육수도회의 수녀들을 대상으로 한 연구 결과는 유명합니다. 수녀들은 오랜 기간 꾸준히 관찰할 수 있을 뿐만 아니라 비슷한 생활양식을 유지하고 있으므로 신뢰할 만한 연구 결과를 보여 줍니다. 수녀 중에서도 베르나데트 수녀의 이야기가 유명한데요, 그녀는 사망하기 전까지 인지검사에서 꾸준히 최고의 성적을 나타냈습니다. 그런 그녀가 85세의 나이에 심장마

비로 사망하였고, 이후 부검 결과는 놀라웠습니다. 베르나데트 수녀의 뇌는 알츠하이머, 그것도 심각한 수준의 알츠하이머 질환을 나타냈습니다. 심각한 치매 환자의 뇌를 가졌음에도 뛰어난 인지능력을 보였던 이유에 대해 인간의 뇌가 연결망을 형성하며 손상된 부분을 복구하는 능력, 즉 예비인지능 때문이라고 해석하는데요, 규칙적인 운동과 지적인 활동이 예비인지능에 도움이 된다고 합니다.

또한 같은 대상 연구에서 뇌에 베타아밀로이드가 상당히 축적되었음에도 치매로 진행되지 않은 사람이 8%였다고 합니다. 즉, 치매가 발병한 만한 상태가 되더라도 건강한 생활 습관을 유지한다면 치매로 이어지는 위험을 낮출 수 있다는 뜻입니다.

뇌를 자극하기 위해서는 시각, 청각, 촉각 등 오감을 자극하는 것이 좋습니다. TV 시청보다는 책을 읽거나 라디오를 듣는 것이 뇌에 더 자극을 주는 방법입니다. 치매 예방을 위해 화투를 치거나 스도쿠를 풀기도 합니다만 반복적으로 이루어지는 활동들은 뇌의 활성화가 제한적으로 이루어집니다. 매일 같은 일상을 유지한다면 뇌의 새로운 자극이 주어지지 않겠죠. 그러므로 새로운 곳으로 여행을 간다거나, 다양한 음식이나 음악을 경험하는 것이 뇌의 활성화에 도움이 됩니다. 또한 지압이나 마사지 등으로 촉각을 자극하는 것도 좋은 방법입니다.

치매 예방뿐 아니라 경도인지장애 그리고 이미 치매로 진행된 환자에게서도 공통으로 추천되는 활동이 바로 운동입니다. 뇌에 자극을 줘서 뇌가 왕성하게 활동하도록 하는 것입니다. 유산소 운동은 치매 예방에 효과가 입증되었습니다. 또한 근육이 감소하면 치매의 위험이 커진다고 하니, 유산소 운동은 물론 근육 유지를 위한 무산소 운동도 꾸준히 해야 합니다.

당뇨병이나 고혈압이 치매의 위험을 높인다는 연구 결과는 많이 발표되었습니다. 중앙치매센터의 치매 가이드북은 치매 위험을 높이는 여러 가지 위험인자를 보여 주고 있는데요, 고혈압은 1.6배, 당뇨병은 1.5배, 비만은 1.6배, 뇌 손상은 2.4배, 우울증은 1.7배입니다. 생활 습관 역시 밀접한 관련이 있습니다. 음주는 2.2배, 흡연은 1.6배 치매 위험을 높이고, 최근에는 적은 수면시간이나 낮은 수면의 질이 치매 발병률을 높인다는 연구들도 있습니다. 그러므로 치매 예방을 위해서는 만성 질환 관리와 건강한 생활 습관이 필수적입니다.

보건복지부에서 치매 예방 수칙 3·3·3을 제시했는데, 3가지 즐길 것, 3가지 참을 것, 3가지 챙길 것입니다. 먼저 3가지 즐길 것은 일주일에 3번 이상 걷기, 생선과 채소 골고루 먹기, 부지런히 읽고 쓰기입니다. 그리고 3가지 참을 것은 술을 적게 마시기, 금연하기, 머리 다치지 않도록 조심하기입니다. 마지막으로 3가지 챙길 것은 정기적으로 검진받기, 가족, 친구들과 자주 소통하기, 매년 치매 조기 검진받기입니다. 세대별 액션 플랜도 있는데요, 청년기에는 하루 세끼 챙겨 먹기, 취미로 운동하기, 머리 다치지 않도록 조심하기, 장년기에는 생활 습관으로 인한 질환 치료하기, 우울증 치료하기 그리고 노년기에는 매일매일 치매 예방 체조하기, 여러 사람들과 자주 어울리기, 매년 보건소에서 치매 조기 검진받기입니다. 연령대와 생활방식, 신체 상태를 고려한 건강 생활 습관으로 치매를 예방하기 바랍니다.

나이가 들면서 우리 몸이 늙어 가는 것은 자연스러운 현상입니다. 뇌도 마찬가지입니다. 전두엽이 노화가 되면 예전에 비해 고집이 세진다거나 감정 조절이 잘되지 않기도 합니다. 그러므로 새로운 취미나 일을 꾸준히 함으로써 뇌의 노화를 막고, 만약 이와 비슷한 증상이 나타난다면 정기적으로 치매 검사를 받아 보는 것도 필요합니다.

보건소에서 실시하는 치매 선별 검사를 어르신에게 권하면 화를 내거나 불쾌해하시는 일도 있습니다. 치매 환자를 가려낸다는 말처럼 들리기 때문입니다. '뇌 건강 검사' 혹은 '인지 나이 검사' 등 조금 돌려서 표현하면 좋겠다고 생각했습니다. 그러나 우리가 건강한 신체를 위해 정기적으로 건강검진을 받는 것처럼 치매 예방 및 조기 발견을 위해서는 치매 검사를 주기적으로 받는 것이 중요합니다. 주위의 어르신은 물론, 스스로도 일정 연령 이상이 되면 검사를 받아보려는 마음가짐을 가지길 바랍니다. 혹시라도 치매가 발생한다면 무엇보다 조기에 발견하여 진행을 늦추는 것이 최선이니까요.

엄마의 일기장

엄마가 요양원에 입소한 후 엄마의 집을 정리하다가 일기장 한 권을 찾았다. 아빠가 돌아가신 후 엄마의 기억력이 떨어진다는 게 느껴졌고, 우리는 혹시 엄마가 치매일까 봐 걱정했다. 엄마도 비슷한 걱정을 했던 것 같은데, 일기를 쓰면 도움이 된다는 의사 말을 듣고 일기를 쓰기 시작한 모양이다. 치매가 진행될수록 엄마의 일기는 간결해지고 띄엄띄엄해지더니 어느 순간 끊겨 있다. 노트 한 권도 미처 다 채우지 못한 엄마의 일기장. 그러나 그 안에는 엄마의 일상, 아빠에 대한 그리움, 자녀들과의 추억, 홀로 아팠던 기록, 자녀들에 대한 걱정으로 가득 차 있었다.

엄마가 말로 다 표현하지 못했던 감정들, 혹은 내가 알아채지 못했던 엄마의 마음을 일기장을 읽어 보며 느낄 수 있었다. 시간이 흘러 언젠가 엄마와 이별하게 되더라도, 엄마의 사랑을 온전히 기억할 수 있는 선물을 남겨 주셔서 감사한 마음이다.

엄마의 일상

▶ 혼자 사는 엄마의 일상은 단조롭다. 엄마의 일기장에 반복적으로 등장하는 일과는 오전에 목욕탕을 갔다가 친구들과 점심을 먹고 오후에 게이트볼 연습을 다녀오는 코스다.

> 1.14일. 오늘은 수요일. 목욕 갔다가 옥자동생 집에서
> 점심 먹고 운동장에 가서 운동하고
> 집에 왔음

▶ 때론 친구들과 화투를 치기도 한다. 어르신들과 할 때는 보통 점당 백원 정도로 소소하게 하시는데, 15,000원이나 잃으신 것을 보니 우리 엄마는 화투에 소질이 없으신가 보다.

> 운동장에 갔다 와서 화투를 침. 15,000원 잃음.

▶ 15,000원이면 꽤 많이 잃으셨다고 생각했는데 그 다음 주

일기에는 4만원을 잃으셨다고 적혀 있다. 생각보다 판돈

이 큰 건지, 우리 엄마의 실력이 부족한 건지 모르겠다.

> 27 경자 집에서 저녁 먹고 화투놀이 40000원 잃음

▶ 가끔은 친구들과 편백 나무숲을 가거나 아빠를 보러 가시

기도 하지만…

> 옥자 동생과 편백숲에 갔다 오다
> 깻잎을 뜯어 가지고 와서 동생이 깻잎과
> 복숭 튀 담아가지고 너무나 고마웠다

> 10. 아침이 장보고 은영이 하고 신우와 아빠 산소에 갔다 왔
> 12. 운동장 에서 와따가 두자가 피자 사서 먹고 왔음
> 13 오전에는 집에있다가 점심먹고 오후에는 운동장
>   에서 운동 많이 하고 왔음.

> 운동장에 갔다 왔음 아빠 한데 갔음

260

▶ 특별할 것 없이 단조로운 일상이 지루한 적도 있었을 것 같다.

> 그냥 하루이 해가갔다

▶ 아빠가 돌아가시고 처음 맞는 새해에는 혼자 많이 울적하셨나 보다.

> 20.15년
> 1.월.1월. 한해가 가고 새해 맞이 하이 마음이 울적하다. 눈이 많이 왔다.

▶ 그래도 엄마 친구들이 있어서 마음이 놓였다. 1년 뒤의 설날에는 친구들과 떡국도 먹고 즐겁게 보내신 것 같다.

> 2016년
> 1/1 신정 오늘은 운동장 어서 떡국서 먹고 저녁은 물고기 집어서 저녁 먹고왔음 연단 충자·후자·송덕 나.

▶ 엄마에게 전화를 걸었을 때 집에서 혼자 TV를 보고 계신다고 하면 수화기를 내려 놓는 손이 무겁다. 그러나 때로는 엄마가 친구들과 운동하고 있거나 화투를 친다며 내 전화를 급하게 끊어 버리기도 했다. 그럴 때는 약간 당황스러우면서도 한편으로는 엄마가 즐겁게 지내고 계셔서 마음이 놓였다.

24. 운동장. 놀러. 점심 내기 놀이 함 , 가른 숙덕
후지 정사. 전숙 경자. 나. 이것은

. 토요일. 오전에는 목욕갔다   오후에는 운동장 갔다.
경자가 제사 음덕 가지고 와서 너무나 잘 먹음
후자가 점심을 사서 너무나 잘먹음.

▶ 또 하나 다행인 건 엄마의 형제들이 많고 사이가 좋다는 것이다. 삼촌, 숙모들이 엄마를 잘 챙겨 주시기도 하고, 다 같이 여행도 많이 다니셨다. 엄마는 우리와 함께 여행 갈 때보다 삼촌, 숙모들과 같이 여행 가실 때 훨씬 즐겁고 편안해 보이셨다.

18. 토요일 오늘은 우리 형제 모임. 설성울풀 팬션으로
    자리 잡고 등산 3시간 코스 갔다.
    우리가족 참좋은 ☀ 하루밤 보내고
    19. 일. 모두 좋은 추억으로 남기고 집으로 왔다

6/25. 토요일. 동생들 하고 지리산 피아골
     1박 2일 놀러 갔다 왔음.

21. 오늘은 우리 어머니. 아버지 제사날 목포동생과 끝에남
    사돈고 산소로 들러서 목포에 제사 모으로 갔음.
22. 목포에서 지내고 울산 동생가족과 같이 집에 왔음.

27. 토요일은 우리가족 모임. 하늘절 어서 25만원 빌려
    잡그고 우리가족 모두 바베큐. 어다 전복이다 러무나
    많이 잘먹고 좋았음 즐거운 추억이다. 가족 회비 10만냄

▶ 2017년의 신정에는 삼촌, 숙모들과 해돋이 추억을 만드
셨다.

2017년 1월 1일 신정. 달마산 가족. 찌등사
에서. 가족 모임. 해돋이 구경
즐거운 한해 줄 보냈다.

263

▶ 엄마의 일상에서 또 하나 활력이 되었던 건 게이트볼 대회
였다. 가끔 입상했다고 자랑하시기도 하고, 때로는 상품이
라며 쌀 한 가마니를 들고 오시기도 했다.

> 11/7 오늘은 장보고 대회다. 한마음이 ① 신지가 ②
> 우리는 장려상 100000 원 탄 것 같다.

> 11 회장기 대회. 영광에서 열렸다. 가온, 사용, 영입, 훈자
> 나하고 갔다. 먹다. 장려상 받음.   식혜 1,8000

▶ 우승상품이 화장지인 것을 보면 큰 대회는 아닌 것 같지만
말이다.

> P/1. 일 장보고 대회 우승 탈걸쿰, 화장지 선물

▶ 1등 상금을 받아서 다 같이 식사했다고 말씀하신 적이 있
어서 나는 우리 엄마의 팀이 나름의 실력이 있을 줄 알았
건만, 꼭 그런 건 아닌 것 같다.

> 4/20 무안 게이트볼 대회에서 1등한 상금으로
> 저녁에 고기랑 밥먹고 집에 왔음

> 4.1일 수요일 오늘은 서남쪽 ~~표~~ 대회 왕도 공설운동장에서 열림
> , 예선에서 탈락

> 11월. 영암에서 어르신 대회 게이트볼 대회를 열렀다.
> 1차.2차.: 3차에서 탈락 했다 가끔 청자 후자 탈락
> 다. 그렇게 같습니다.

▸ 그런데 뜻밖에도 엄마도 이 사실을 냉철하게 파악하고 계

셨나 보다. "농협 게이트볼 대회 열림. 희망은 없다."라니!

엄마의 일기장을 읽으며 눈물을 짓다가 이 구절을 읽고 언

니들과 한참을 웃었다.

> 농업 게이트볼 ~~대회~~ 열림 . 희망은 없음

▶ 엄마의 치매가 진행될수록 일기장이 간결해진다. 치매 증
상이 심해지면서 돈에 약간 집착하는 모습도 보였는데 들
어온 돈의 액수를 일기에 꼬박꼬박 적어 놓으셨다. 그러나
돈을 숨겨 놓고는 어디에 뒀는지 기억을 못하신다거나 혹
은 언니가 돈을 가져갔는지 의심하기도 했다.

5월 23일 목요일
5월 집세 30만원 받음 ＞ 80만원 받음
5월 24일 50만원 받음
6/월 3일 월요일 담양 피퇴 영암 대뫼
선녀 사용 경차 금일 동남 순례 갔다옴.
/12일 수요일 가족 놋가옴
6월 22일 6월집세 ＞ 80만원 드려옴
7/2일 담양 피퇴 가녀옴
8/24일 토요일 석장리 알크리 갔다옴 88끼온
현지 50만원 들어옴
8.27. 30만원 들어옴 ＞ 80만원
0/2일 장성 피퇴 갔다옴
/27일 가게세 30만원 들어옴
/28일 영광 피퇴 순애. 도님 차평십. 나
정. 영임. 연순이 언니 갔음.

아빠에 대한 그리움

▶ 아빠가 돌아가신 후 49제에 쓰신 일기다.

> 6. 토요일 당신 49제 관장님이 오셔서 지내 들셨다
> 함께 치러라. 옆기 삼촌도 오셨다

▶ 아빠 없이 보낸 첫 명절 때는 아빠가 더욱 그리웠을 것 같다.

> 7. 명절 이다. 당신이 없어서 마음이 안좋다.
> 그러나 재완이 하고 지윤이도 모두 찌포튀김
> 과 당신 생각 하면서 준비 했다.
> 그러나 다른 명절 과 달리 과일 7가지 와 술한잔
> 부어 놓고 간단 하게 차례록 지냈다
>
> 8. 애들과 함께 명절 분위기는 있지만
> 그래도 당신 생각이 많이 난다
> 그 천국성 그땅에서 항상 편안 하게
> 지내기를 바래 면서. 기도 함께

▶ 가끔 아빠가 생각나면 꽃을 사서 혼자 산소에 다녀오셨나
보다.

> 17. 삼둔리 서방님 관리 꽃선분에 갔다 왔음

▶ 낚시를 좋아하던 아빠는 은퇴하신 후 조그만 낚싯배를 장만해서 거의 매일 낚시하러 다니셨다. 아빠가 돌아가신 후 엄마는 아빠 배를 처분하며 무슨 생각을 했을까.

> 2.2일 월요일 정덕이 하고 정덕이 아빠라고
> 목포에 외서 같이 옴 서방님 배. 2200백에
> 팔았습니다.

▶ 엄마의 생신에도 아빠의 빈자리가 크게 느껴졌을 것이다.

> 12일 내 생일이다. 서울 은정이 가족이 새벽 출발 해서
> 아침 일찍 출발. 미역국 으로 준비 해서 애기 까지
> 가지고 왔다 너무나 고맙고 사랑 하는 내딸 가족
> 사랑한다. 나는 서방님 산소에 다녀 왔다 너무나
> 가슴이 무겁고 마음이 아프다. 너무나 아까운 내 당신
> 자랑 할거다.

▶ 두 번째 명절에도 여전히 아빠를 생각하면 마음이 아프지

만, 그 허전한 마음을 채워 주는 건 역시 자식들이다.

18. 설 명절 준비 재관이 하고 ○○같이 준비 하느라고
　너무나 힘들었다.
19. 아침 일찍 아들하고 산소에 아빠 한테 갔다
　왔음 너무나 마음이 ~~슬픈~~ 아파 라.
　오후에 큰짤 가족이 왔음. 마음이 풍김하다.
　사랑 하는 내가족들.

▶ 아빠가 돌아가신 후 아빠의 첫 생신. 보통 사람이 죽은 이후

에는 생일이 아니라 기일을 챙기지만, 엄마는 아빠가 돌아

가시고 나서도 여전히 아빠의 생일을 챙겼다. 이날도 엄마

는 아빠의 생일 음식을 잔뜩 마련해서 아빠를 찾아가셨다.

11. 오늘은 박광조씨 생신 아침에 일찍 일어나
　나물이랑, 미역국. 밥. 준비
　은영이 꽃사선물. 같이 아빠 한테 갔다 왔음
　너무나도 마음이 아프다. 그래도 우리 은영이 딸이
　있어서 같이 갔다 왔음 너무나 같이 있어
　고마운 우리 딸이다. 고맙다. 딸. 사랑 한다.

▶ 1년 후 아빠의 첫 제사. 아빠의 장례식은 엄청 더운 날이었고, 다시 돌아온 무더위 속에서 제사 준비를 했다. 제사를 치르던 그날 밤, 엄마는 종일 흘린 땀보다 더 많은 눈물을 흘렸다.

> 8/5 월. 음력은 6월 21일. 날는 박격근 서방넘 첫 제사 날이다. 마눔에 묵겁다 날씨는 무척 지우워 목근 동생든 과 자식든 모두 무거운 마음으로 제사를 치럿다.

▶ 남동생이 결혼할 때도, 엄마는 "아빠가 살아계셨으면 좋아했을 텐데." 하며 많이 안타까워하셨다.

> 2.2 월 재관. 아불든이 오능닫 아빠 한테 든러 올려감

자녀들과의 추억

▶ 아빠가 편찮으신 몇 년 동안 엄마는 아빠를 병간호하느라 여행은커녕 자유시간도 별로 없었다. 아빠가 돌아가신 후 우리가 아쉬웠던 점 하나가 아빠랑 같이 여행을 많이 못 다닌 것이고, 엄마가 혼자 지내시는 것도 걱정스러웠기에 엄마랑 여행을 많이 다니려고 노력했다.

> P.11 애들하고 경주 석굴암 불국사 에서 여러군데 놓았음
> 경주 대명 리조트 이틀밤을 자고 분당으로 가서
> 13. 서울 분당 때 병원에서 머리 사진 찍고 혈액 검사
> 심전도 검사 찍고 결과는 다음에
> 14. 큰딸 잡어서 이틀밤 자고 집에 왔음

▶ 아빠가 돌아가신 해 겨울에는 첫 해외여행을 가기 위해 엄마 여권도 만들었다.

> 13. 오늘은 은영히하고 우체국 으로 군청 방문은 여권준비
> P. 여행 간다고 준비 하는데 마음 편하지 않다

▶ 엄마는 마음이 복잡한지 출발 전날까지도 여행 가기 싫다

고 귀찮아하셨는데, 막상 여행 가서는 즐겁게 잘 지내셨다.

12/10 오늘은 여행 가는 날
    은영이네 식구와 지운이 가족과
필리핀 나라로 밤 비행기를 타고 10시 반 비행기
론차고 출발. 묵려지는 필리핀 세브 에서
하루 저녁 ~~를~~ 머물고, 아침 불가가 출발 하였다
4~5일 일정으로 、 갔다.
~~처음로~~ 처음에는 싫어지만 너무나 즐거 웠다
모두 자식들 덕분에 너무나 감사 했다.
우리 자석들.

▶ 처음에는 우리가 여행 가자고 설득하고 매달려야 했는데,

시간이 지날수록 엄마도 '노는 재미'를 조금씩 깨달으셨다.

22. 지운이 한테 전화 오고 재관이 전화 왔음.
 서쪽 놀라 가기로 정덕, 신부 모시고 갔것 아침에 변체
 준네 닫고
23. 정덕 신부 하고 ~~광송~~ 큰딸 집에서 애들은 스케이드 타고
  ﹒승찬 이 하고 같이 탐 끝나고 점심 먹고 왔음. 저녁에는
 은정 동희 아빠. 리원 모두 발 마사지 받으로 갔다.
 너무나 고맙고.
24. 명기 ~~형수~~ 결혼식 참덕 했음.
25. 애들 하고 번산 대령리 존드 와#외악 은영 리운은정 재관
 같이 모여 놀고 맛대 먹고 물놀기 하고 ~~아~~ 놀았음

▶ 나중에는 썰매를 타러 가도, 워터파크를 가도 엄마는 싫다고 하지 않고 같이 즐겁게 지내셨다.

> 1/8. 오늘은 우리 아들 차타고 완도에서 운영, 정익, 신욱
> 하고 율라가 광주에서 재관이 차타고
> 무주에 썰매 타러 갔었다.
> 오후에는 무주 리조트에서 썰매를 타고 놀았다
> 저녁에는 재관이는 광주에 내려가고
> 20. 아침에 밥먹고 애들은 오전에 썰매타기
> 하고 놀고 점심 먹고 으후에 모두 내려왔다

▶ 언니네 가족과 같이 간 제주도 여행에서는 심지어 말도 타셨다.

> 5/4일 큰딸 가족과 제주 여행 갔음.
> 너무나 좋은 추억 만들고 말도 타고 정익네 가족
> 과 즐거운 여행 자녀 왔습니다 고맙다 지녁들

273

▶ 이모, 숙모와 함께 중국 여행도 가고, 우리와 함께 거제도

여행도 다니며 열심히 추억을 만들었다.

> 재관이, 승찬 지은이 올케 동생 나 하고
> 24일 출발 카메다 중국 북경으로 받을 려행.
> 26일 26, 27일 놀게는 목포. 동생은 창으로
> 저는 불강 온땅 집으로 갔었다.
> 2.8. 은정이 수정 나하고 재관 지은집에 갔다 하루사고
> 진해 숙모에서 하루자고. 되도로 여기 저기 둘러
> 6.1일 거제도 대명 리조트에서 출발 여기 저기 둘러
> 가리고 집으로 왔음.

▶ 낯선 곳으로 여행 가면 입에 안 맞는 음식, 익숙하지 않은

날씨 덕에 불편할 만도 한데 우리가 힘들지 않을까만 걱정

하시는 우리 엄마.

> 11/7. 토요일. 목욕 갔다 오후에는 대전 출발
> 8일밤. 두바이 출발 인천공항에 의 감.
> 지훈. 승찬 수정 나. 이렇게 갔음
> 누리 지훈이 가 고생 했음. 10시간 장기간 여행
> 4박 6일 일정. 14일 내려 옴.

▶ 마사지 받으러 가자고 하면 싫다고 하시더니, 역시 부모님

의 말씀을 곧이곧대로 들으면 안 되나 보다. 남동생과 함

께 두피 마사지 받고 '행복'하다고 적으셨다.

> 8. 광주 치과로 들려. 인화 K 성형외과 들려 얼굴.
> 잡티 재거 하고 150,000원 들었음더라.
> 오라가. 재관이가 두피 맛사지 들려 받고 왔음 행복

▶ 반찬 만들어서 자식들에게도 보내 주고, 사돈댁도 챙기느

라 바쁘시다.

> 6. 반찬 담아서 은정이네 집 불이줌

> 16 아침에 어판장에 가서 석화하고 매생이(0)
> 사서 서울 사돈 집에 택배 부침. 점심은 옥자하고
> 판국을 사먹음

▸ 엄마의 기억력이 안 좋아지면서 한번은 언니의 생일도 못 챙기고 넘어갔나 보다. 생일 축하도 못 해 주고, 용돈 하나 못 챙겨 줬다고 속상해하셨다.

> 8. 월요일. 우리 은영 생일 축하~ 돈도하나
> 2주지 못했다.

▸ 엄마가 우리에게 베풀어 주신 건 생각하지 않고, 우리가 해 드린 소소한 것에 항상 고마워하셨다. 엄마 옷을 하나 사 드려도 엄마는 자식들이 돈을 너무 많이 쓰지는 않았을까 걱정하셨다.

> 25. 우리 지은이가 왔음. 장설치지 . 장보기
> 26. 아침 먹고 승환에 가족과. 대동차 케블카 타고 대풍사에서
> 점심먹고 오후에는 해방에 가서 지은이가 옷을 100만원은
> 웃으사고 30만원 짜리 옷을 삼음 너무나 돈밥 썼음

▶ 작은 것 하나에도 고맙다고 하고 즐겁다고 하시는 사랑스러운 우리 엄마다.

> 26. 아침먹고 바닷가에 놀다 자들 집으로 왔음
> 좋은 추억을 만들었습니다... 애들아 사랑해

▶ 엄마 집에서 같이 부대끼며 즐겁게 지내다가도 막상 집을 떠나야 할 때는 마음이 무거워졌다. 자식들이 떠난 집에 홀로 남은 아빠의 빈자리가 얼마나 크게 느껴졌을까.

> 20 장날에 장에 가서 이것저것 사왔음 재관이 하고
> 편백 숲에 갔다 왔음
> 21 재관이가 오후에 광주에 간다 반찬을 나두고 잤다
> 마음이 안좋다

▶ 우리가 집에 갔다가 떠난 날이면 '외롭다.', '허무하다.'라고 적으셨다. 우리에게는 애써 괜찮은 척하셨지만 혼자서 쓸쓸히 하루를 보냈을 생각하니 이 문구를 볼 때마다 마음이 아프다.

· 목욕 갔다. 와서 우리 막내딸 떠나 보내고
마음이 허전 하다

15. 장날 아침에 장에 가서 장을보고 아침먹고
재관이 하고 삼두리 멀전 한테 갔다.
재관이는 광주에 올라 가고 마음이 허무 하다.

28. 네딸이 지은이 가족이 점심먹고 떠났다 허무하다

2. 토요일 명절뒤 마지막 우리 딸 지은이 까지
마지막 보내고 나니 너무나 허무한 제녁
일기를 쓰고 있음. 마음이 외로움.

3. 금요일 물요일 대전 딸가족 이 왔다.
3.14일 토요일 승찬이 아빠, 정석이 아빠 뭐지 가는날
15. 가족과 아빠 함께 갔다가 수석 공원에서
애들하고 바다가에 놀다 음 오파가 식당에서
애들하고 점심먹고 집이 와서
대전이 지은가 가족 보내고 들고 남하였다.
이불 하나 빨고 있네요

▶ 일기장 한가득 넘쳐나는 자식에 대한 고마움과 사랑.

> 너무나 고마운 내 자식들 너무 고맙다. 자식들

> 6.12. 우리 아들 생일 음력 4월16일 재강의 생일 축하

> 8.12. 대전 승찬이 집에 갔다. 신우 정석 같이 운영하고
> 수영장. 여기 저기 들러 구경하고 좋은 추억 만들면
> 딸들 하고 우리 자식들 너무나 고맙다
>
> 사랑하는. 나에 자식들.

> 17. 운동장 에서 놀다왔음. 저녁 막내딸 덕분어
> 꽃다 발. 케이크. 받음. 너무나 고마운 딸들 덕분
> 에. 행복하다 사랑하는 딸들 덕분어.2

▶ 엄마의 칠순 때 삼촌, 숙모들 모두 모셔다가 숙소를 잡아 1
박 2일로 좋은 시간을 보냈다. 엄마의 팔순 때는 더 멋지게
축하해 드리고 싶은데, 예전처럼 다시 모일 수 있을지 모르
겠다.

> 10/13일 달파산 가족기 함께 70세 친지
> 사랑 하는 자녀들기 고맙고 사랑 한다

홀로 아팠던 기록

▶ 한동안 엄마가 명치 부위가 아프다고 하셨다. 언니가 엄마
를 모시고 몇 군데 병원을 가보기도 했지만 금방 나아지지
않았다. 영양제도 맞고 병원도 여러 번 가신 것 같은데, 일
기장을 보고서야 '엄마가 생각보다 오래 아프셨구나.' 알
게 되었다.

> P/1 보건소에 갔음 접속이 하고 영양제 맞음 22000원
> 이불 빨래 많이 했음 힘들다.
> 보건소에서 위장약 지어 옴
> P/2 오늘은 게 네도로 약국에 갔다 왔다 위장약
> P/3 두통 감기 기스 3일기 받음   11000

▶ 허리가 아파 병원에 가도 우리가 걱정할까 봐 엄마는 한마
디도 하지 않으셨다.

> 2일 갑진 병원 다녀 옴. 위내경 검사 결과는
> 위염 식도염 약을 10일 타옴 80000 원.도

280

▸ 아프면 자식들 짐 된다면서 엄마는 혈압약이랑 갑상선 약도 꼬박꼬박 드셨다. 그러던 엄마가 치매 증상이 심해지면서 약을 하나도 안 챙겨 드실 줄은 몰랐다.

> 8월 6일. 월요일 혈압약. 받음. 김 병원 외가
> 8월 7일 기독 병원 갑상선 약. 빵응 받음
> 영양제. 받음 5만 천원 씀.

▸ 위장약 한 달분 '먹고 보자.'라니 뭔가 결연한 의지가 느껴진다. 할머니도 치매였으니 엄마는 스스로도 치매 걱정을 좀 하셨다. 기억력이 예전 같지 않다고 걱정하시더니 뇌건강 약 한 달분을 챙겨서 드셨다.

> 5. 강진 정준영 때가 병원 들렸다 재관이 하고
> 재관이는 위장약. 나는 콜제스등 약 한달분 하고
> 위장약 한달분 거어 밨음. 먹고 보자.
> 그리고 뇌건강약 한달분 100000원 샀음

▶ 독감이 심해서 꼼짝 못하고 누워 계셨구나. 식사는 어떻게

드시고, 혼자 어떻게 생활하셨을까. 일기장을 보고 뒤늦게

서야 걱정한다.

27. 감기에 기독병원 영양제 맞고 2.8회. 10,000
영이 수강료 33,000원 드림

28.29. 독감이 너무나 심해서 2.3일간 집에서 꼼짝
못하고 집에 있더라

30. 오늘은 몸상태가 조금 낫았다.

자녀들 걱정

▶ 엄마는 자식들 몸이 아플까 봐 항상 걱정했다. 남동생이 맹장 수술할 때도, 위궤양에 걸렸을 때도 엄마는 본인 아픈 것보다 더 마음 아파하셨다.

> 22. 광주에서 재관이 왔다. 화장품 샀음 /?
> 23. 재관이 광 연두좀 하고 광주의 재관이 논감?
> 24. 우리 아들이 맹장 수술을 한다고 해서 광주감

> 17. 월요일 가스 점검 0047
> 머리 하는날 30000금 정옥이 하고 팔국 ?? /00000?
> 재관이 가 위내시경 했다. 결과는 위궤양이다
> 마음이 아프다. 어떻게 하면 좋을까

▶ 자식들 바쁠까 봐 먼저 전화하는 일이 거의 없는 엄마이다. 가끔 엄마에게서 전화가 올 때 '무슨 일이 있으신가?' 하고 놀라서 전화를 받으면 "지금 MBC에서 몸신한다. 봐라."라고 하신다. TV의 건강프로그램을 보시다가 좋은 정보가 나오면 우리에게 알려 주고 싶어서 급히 전화를 거는 거다. 엄마의 일기장에는 자녀들에게 알려 주고 싶은 건강 정보, 몸에 좋은 약재 정보가 가득하다.

관절에는 가시 오가피, 당귀, 황금
자궁, 월경 등은 구절초 도라지, 오일

만성 질환 천식 미나리 발효액   [Date] 숙성 6개월 [?]

갑상선 암 수족냉증 쥐누리콩

방풍 나물 관절 도움   방풍 나물

▶ 사실 나는 이런 정보를 들어도 한 귀로 흘려버리지만, 엄
마는 자식들 건강을 위해 하나라도 알려 주려고 열심히 기
록하셨다.

비트 바나나, 사과 혈관 혈압 콜레스톨 해독
빨간 무우, 바나나 사과. 마키 베리
혈관 건강 콜레스톨, 좋은 음식 (포리 굿사등)

뇌혈관에 도움 아로니아

해독 좋은. 사과, 바나나 양배추 브로콜리

혈관 건강에 마키 베리 과즙

무릎 관절염 체리 초록잎 홍합

284

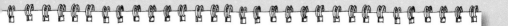

우리가 옆에 없을 때조차 이렇게 건강을 챙겨 주고 걱정
해 주던 엄마가 그립다.

참고 문헌

1_ Lourida et al. Association of Lifestyle and Genetic Risk with Incidence of Dementia. JAMA 2019 322(5):430-437.

2_ 신경과 증상 및 질병. 대한신경과학회. https://new.neuro.or.kr/ublic/?sn=2&sn2=2.

3_ Musa et al. The Prevalence, Incidence, and Correlates of Fecal Incontinence Among Older People Residing in Care Homes: A Systematic Review. J Am Med Dir Assoc 2019 20(8):956-962.

4_ Musa et al. The Prevalence, Incidence, and Correlates of Fecal Incontinence Among Older People Residing in Care Homes: A Systematic Review. J Am Med Dir Assoc 2019 20(8):956-962.

5_ When people with dementia experience problems related to using the toilet. Social care institute for excellence. https://www.scie.org.uk/dementia/living-with-dementia/difficult-situations/using-the-toilet.asp

6_ Toilet problems, continence and dementia. Alzheimer's Society. https://www.alzheimers.org.uk/get-support/daily-living/toilet-problems-continence

7_ Lourida et al. Association of Lifestyle and Genetic Risk with Incidence of Dementia. JAMA 2019 322(5):430-437.

치매에 걸리고서야
사랑한다고 말했다

펴낸날   **초판 1쇄** 2024년 5월 27일

지은이   박지은

펴낸이   강진수
편 집   김은숙, 설윤경
디자인   Stellalala_d

인 쇄   (주)사피엔스컬쳐

펴낸곳   (주)북스고   출판등록   제2017-000136호 2017년 11월 23일
주 소   서울시 중구 서소문로 116 유원빌딩 1511호
전 화   (02) 6403-0042   **팩 스** (02) 6499-1053

ISBN   979-11-6760-069-1 03510

책 출간을 원하시는 분은 이메일 booksgo@naver.com로 간단한 개요와 취지, 연락처 등을 보내주세요.
Booksgo 는 건강하고 행복한 삶을 위한 가치 있는 콘텐츠를 만듭니다.